Schnepp/Scharf/Schoppmann/Wippermann

Pflegeforschung in der Psychiatrie

Weitere Titel aus den Reihen Pflegeforschung und Psychiatrische Pflege

Siegfried Borker
Essenreichen in der Pflege
Eine empirische Studie
Ullstein Mosby, Berlin/Wiesbaden 1996
ISBN 3-86126-551-6

Astrid Elsberd/Ansgar Glane
Ich bin doch nicht aus Holz
Wie Patienten verletzende und schädigende Pflege erleben
Ullstein Mosby, Berlin/Wiesbaden 1996
ISBN 3-86126-563-X

Heering/Heering/Müller/Bode
Pflegevisite und Partizipation
Ullstein Mosby, Berlin/Wiesbaden 1996
ISBN 3-86126-578-8

Laraia/Stuart
Psychopharmaka
Ullstein Mosby, Berlin/Wiesbaden 1996
ISBN 3-86126-574-5

Geri Lobiondo-Wood und Judith Haber
Pflegeforschung
Ullstein Mosby, Berlin/Wiesbaden 1996
ISBN 3-86126-527-3

Miles/Monat-Taylor
Psychiatrische Pflege
Ullstein Mosby, Berlin/Wiesbaden 1996
ISBN 3-86126-575-3

Mike Walsh und Pauline Ford
Pflegerituale
Ullstein Mosby, Berlin/Wiesbaden 1996
ISBN 3-86126-546-X

Schnepp/Scharf/Schoppmann/
Wippermann

Pflegeforschung
in der Psychiatrie

Wilfried Schnepp, MSc, Lehrer für Pflegeberufe, Krankenpfleger mit Weiterbildung Intensiv/Anästhesie, Dozent für Pflegewissenschaften, FH Osnabrück

Wolfgang Scharf, Krankenpfleger mit Weiterbildung zur Pflegedienstleitung, Dipl. Pflegewirt Fachrichtung Gesundheitspflege, Pflegemanagement (KFh), Referent für psychiatrische Krankenpflege, Stellvertretende Pflegedienstleitung, Düsseldorf

Susanne Schoppmann, Krankenschwester mit Weiterbildung im Bereich Psychosomatik/Psychotherapie, Dipl. Pflegewirtin Fachrichtung Gesundheitspflege, Pflegemanagement (KFh), Abteilungsleiterin, Dozentin für Pflege, Moers

Ralf Wippermann, Krankenpfleger, Dipl. Pflegewirt Fachrichtung Gesundheitspflege, Pflegemanagement (KFh), Leiter eines psychiatrischen Wohn- und Übergangsheims, Osnabrück

Bearbeitung: Michael Herrmann, Berlin

Die Deutsche Bibliothek – CIP-Einheitsaufnahme

Pflegeforschung in der Psychiatrie / Schnepp ...
[Bearb.: Michael Herrmann]. - Berlin ; Wiesbaden : Ullstein Mosby, 1997
   ISBN 3-86126-590-7
NE: Scharf, Wolfgang:; Schoppmann, Suzanne:; Wippermann, Ralf:

© Ullstein Mosby GmbH & Co. KG, Berlin/Wiesbaden 1997

Dieses Werk, einschließlich aller seiner Teile, ist urheberrechtlich geschützt. Jede Verwertung außerhalb der engen Grenzen des Urheberrechtes ist ohne Zustimmung des Verlages unzulässig und strafbar. Das gilt insbesondere für Vervielfältigungen, Übersetzungen, Mikroverfilmungen und die Einspeicherung und Verarbeitung in elektronischen Systemen.

Lektorat: Jürgen Georg, Elisabeth Littwin-Felden
Herstellung: Gudrun Kumbartzki
Satz: SATZFABRIK 1035, Berlin
Druck und buchbinderische Weiterverarbeitung: Paderborner Druck Centrum

Printed in Germany

ISBN 3-86126-590-7

Vorwort

Jeder Mensch ist grundsätzlich in der Lage, seinen Alltag kompetent zu gestalten. Diese Kompetenz wird zumeist als selbstverständlich vorausgesetzt und als gegeben hingenommen. Menschen lernen ihr Leben lang was gut und schlecht ist, wie sie sich verhalten sollen und wie die Welt zu betrachten ist. Die wesentliche Grundlage zur Entwicklung dieser Kompetenzen ist *Beziehung an sich*. Als gesellige Wesen unterhalten Menschen ihr Leben lang Beziehungen sowohl zu anderen Menschen, zu sich selber als auch zu allen Dingen, die sie im alltäglichen Leben umgeben und die sie selber herstellen und gestalten. Ein wesentliches Kennzeichen des Alltäglichen ist das Sosein der Dinge und Ereignisse, die von Menschen im Rahmen ihrer Alltagswelt erfahren und gedeutet werden, wodurch menschliches Tun und Lassen, also *In-Beziehung-Stehen*, Bedeutung und Sinn erhält, wodurch die alltägliche Welt zur sinnvollen Welt wird.

Diese Bedeutung, die das Alltägliche für Menschen hat, macht es für WissenschaftlerInnen interessant. Dies gilt insbesondere für phänomenologische Betrachtungsweisen, die sich mit der Lebenswelt auseinandersetzen, was beispielsweise wiederum zur Entwicklung von sozialphänomenologischen Theorien geführt hat, in denen die Alltagswelt als wesentliches Konzept gesehen wird. Dieses wissenschaftliche Interesse an dem Alltäglichen hat auch die Pflegekunde nicht unberührt gelassen, sondern zu umfassenden Konzeptualisierungen geführt. Für den deutschsprachigen Raum hat besonders Ruth Schröck die Bedeutung des Alltäglichen für die Pflegekunde in zahlreichen Veröffentlichungen übersetzt und konzeptualisiert (1988, 1991, 1992). Schröck versteht pflegekundiges Handeln primär als soziales Handeln, welches durch die Menschen, die Pflege erfahren, sowie ihren Bezugspersonen im Kontext ihrer Alltagswelt selbst bestimmt wird. Wesentliche pflegekundige Konzepte sind in dieser Perspektive die *Alltagskompetenzen*, *Beziehungen* und das *Umfeld*. Die Aufgabe der Pflegekunde besteht darin, Menschen zu helfen und zu unterstützen, ihre alltägliche Welt kompetent gestalten zu können, wenn dies aufgrund von Gesundheitsstörungen und Krankheit nicht mehr oder nur noch teilweise erbracht werden kann. Psychiatrische Störungen sind, so Schröck, primär Beziehungsstörungen. Bietet der „alte" Alltag Menschen nicht mehr die Möglichkeit tragfähiger Beziehungen zu sich selber, anderen Menschen und ihrem Umfeld, so besteht die Aufgabe der psychiatrischen Pflege darin, einen Alltag zu kreieren, in dem Menschen die Möglichkeit haben, diese Beziehungen neu zu erlernen. Pychiatrische Pflege ist somit Beziehungspflege, welche sich in dem nunmehr „neuen" Alltag vollzieht.

Es ist kein Zufall, daß die Autorengemeinschaft in diesem Buch, bestehend aus Susanne Schoppmann, Wolfgang Scharf und Ralf Wippermann, ein großes Interesse am Alltäglichen hat. Zum einen haben sie als leitende Pflegekundige in der Psychiatrie die Erfahrung machen können, daß *Alltagsbeziehungen* das Besondere der psychiatrischen Pflegekunde sind, und zum anderen haben sie sich in ihrem pflegebezogenem Managementstudium theoretisch mit dem Alltäglichen in Konzeptualisierungen und Theorien auseinandersetzen können (und auch müssen). Diese theoretische Auseinandersetzung ist unabdingbar und zugleich nicht ganz einfach und unproblematisch, da es nicht zu den Anliegen und Aufgaben der Alltagswelt gehört, sich selber *wissenschaftlich* zu reflektieren. Die Gestaltung des „neuen" Alltags kann nicht die Kopie des „alten" Alltags sein, der ja gerade zu den psychiatrischen Problemen geführt hat. Gleichzeitig erhält der neue Alltag seine Gestalt unter institutionalisierten Bedingungen. Auch wenn Institutionen ihren eigenen Alltag kennen, so ist dieser Alltag nicht zu verwechseln mit dem oben beschriebenen Alltäglichen. Dies führt zu den Fragen, wie sich das Nichtalltägliche veralltäglichen läßt (Schoppmann), das neue Alltägliche gedeutet werden kann (Wippermann) und was dieses neue Alltägliche an nicht Wünschenswertem mit sich bringt (Scharf).

Dies klingt alles etwas abstrakter als die Anliegen der Autoren/Autorin, die konkreten Fragen in der Realität der Praxis nachgehen. Susanne Schoppmann stellt die Frage nach dem Zusammenhang von Alltagskompetenz und räumlicher Gestaltung in der Psychiatrie, Ralf Wippermann geht es darum, die Alltagswelt einer Wohngemeinschaft von Menschen zu verstehen, die als chronisch psychiatrisch behindert bezeichnet werden, und Wolfgang Scharf stellt die Frage, was für Pflegekundige in der Psychiatrie alltägliche Gewalt bedeutet und in welchen Zusammenhängen dies steht. Um hier Antworten zu erhalten, haben sich die Autoren/Autorin dazu entschlossen, diesen Fragen systematisch im Rahmen ihres Studiums „Pflegemanagement" an der Katholischen Fachhochschule Norddeutschland in Osnabrück nachzugehen. Sie wurden hierzu in Verbindung mit Veranstaltungen zur Pflegeforschung angeregt. Die Arbeiten, über die hier berichtet wird, haben somit den Charakter von Lernforschungen, die im Rahmen und am Ende eines Studiums entstanden sind: Zeitdruck, persönlicher Einsatz über das normale Maß hinaus sowie der nachvollziehbare Wunsch nach einem gut geglücktem Abschluß waren der Kontext dieser Arbeiten. Es hat die Sache nicht

Vorwort

vereinfacht, daß diese Arbeiten in einem berufsintegrierenden Studium erstellt wurden und daher neben der beruflichen Tätigkeit geforscht wurde. All dies schmälert nicht den Wert dieser Arbeiten sondern fordert uns auf, sie als das zu betrachten, was sie sind: erste Arbeiten von wissenschaftlich ausgebildeten Pflegekundigen, die ihr Tun wissenschaftlich zu begründen suchen. Keine geringere als Ruth Schröck äußert sich in der ihr eigenen treffenden Weise zu Arbeiten dieser Art.

„*StudentInnen der in den letzten Jahren neu eingerichteten pflegeorientierten Studiengänge haben noch eine unmittelbare Beziehung zu und entsprechende Kontakte mit der Praxis der Pflege. Sie sind in einer besonders guten Position, die Fragen der alltäglichen Pflegepraxis aufzugreifen und sie damit im Blick der „großen" Pflegeforschung zu halten."* (Schröck, 1995 VI)

Auch Susanne Schoppmann sieht, daß aufgrund dieser Arbeiten größere Forschungen entstehen können, wenn sie am Ende ihrer Arbeit feststellt, daß nach ihren Interviews mit Pflegekundigen nun die Patienten zu befragen wären, um anschließend alle sich andeutenden Beziehungen zwischen einzelnen Kategorien in einer Korrelationsforschung zu überprüfen; denn dies war nicht Anliegen und Aufgabe ihrer Arbeit. Ähnlich argumentiert Ralf Wippermann, wenn er vorschlägt, sein Thema weiter zu vertiefen, um auf diese Weise zu einer Theorie zu gelangen, die den Pflegekundigen in der Arbeit mit psychiatrischen Patienten, die in einer Wohngemeinschaft leben, eine Hilfe sein kann, um sich in einer Welt zurechtzufinden, die von Außen betrachtet verwirrend wirkt und in der Innenschau ihren eigenen Gesetzen folgt. Seine Arbeit weiter zu führen und spezifischen Fragestellungen in der Entwicklung von Gewaltbereitschaft nachzugehen, fordert auch Wolfgang Scharf.

Es wäre sicher wünschenswert, daß in der Zukunft diese Arbeiten aufgegriffen, vertieft, ergänzt und ausgeweitet würden. Würde dies kontinuierlich betrieben, so könnten sich auf diese Weise Forschungsschwerpunkte entwickeln. Dies würde zudem helfen, daß viele KollegInnen, die auf dem Markt der Möglichkeiten forschen ohne sich die Frage zu stellen, wo und in wieweit sich eigene Forschungsvorhaben an bereits durchgeführte sinnvoll anschließen lassen, eher „weiter" forschen, als stets das Rad von Neuem zu erfinden suchen. Diese „Marktkorb-Mentalität" ist für eine junge Wissenschaft nicht ungewöhnlich, dennoch sollte man sie aus guten Gründen schnell zu überwinden versuchen.

Die hier vorgestellten Arbeiten sind aufgrund ihrer Fragestellungen qualitativer Art. Wie an Forschungsarbeiten generell, sollte auch an diese drei Arbeiten die Frage gestellt werden, wie geforscht wurde. Hier geben die Autoren/Autorin ausreichend Antwort darauf, warum und wie etwas getan wurde. Sie beziehen sich auf die akzeptierten Abläufe und Verfahren qualitativer Forschung. Sie müssen sich im Rahmen dieser Publikation auf das

Wesentliche beschränken und können nicht alles sagen, was in den ursprünglichen Forschungsberichten steht. Dennoch können LeserInnen nachvollziehen, wie das Forschungsinteresse entstand, die Literatur gesucht und anschließend analysiert wurde, welche grundsätzlichen theoretischen Gedanken diese Arbeiten leiteten, wie Daten erhoben und analysiert wurden, wie man versuchte, die Gültigkeit des Gefundenen abzusichern und welche Konsequenzen das so Gefundene haben könnte.

Die Übereinstimmung verschiedener methodischer Entscheidungen in diesen Arbeiten, wie z.b. das genaue Offenlegen der Literatursuche, die Art der Literaturanalyse, in der man sich bemühte Kategorien zu bilden, sowie die Anwendung der thematischen Inhaltsanalyse nach Burnard (1991) ist kein Zufall, sondern das Ergebnis gemeinsamer Arbeit in einem Diplomandenkolloquium. Die Autoren/Autorin haben während ihrer Forschung als Studierende lernen können, daß das Auftreten bestimmter Probleme typisch ist für die qualitative Pflegeforschung. Sie haben sich gegenseitig bei der Überwindung dieser Probleme helfen können, in dem sie sowohl die eigene Arbeit regelmäßig in der Gruppe zur Diskussion gestellt haben und ebenso regelmäßig die Arbeiten ihrer KommilitonInnen diskutierten. Dies wird deutlich, wenn Susanne Schoppmann beschreibt, daß die Diplomandengruppe ihr erstes Interview kritisch beurteilte, und sie darauf hin ihre Art der Fragestellung in den nachfolgenden Interviews verändern konnte. Auf diese Weise lernen StudentInnen etwas über die wichtigste Anforderung an ForscherInnen: das Offenlegen aller Entscheidungen und Handlungsweisen.

Die Aussage von Ralf Wippermann, daß nicht alles beobachtet werden durfte, was man hätte beobachten können und nicht alles, was beobachtet wurde, auch berichtet wird, trifft generell für dieses Buch zu. Hiervon betroffen ist besonders die Veröffentlichung von Wolfgang Scharf. Es wird im orginalen Forschungsbericht über Gewalttaten und Gewalttäter berichtet, die bereits vor den Interviews angezeigt wurden. Eine breite Veröffentlichung hätte zumindest in einer bestimmten Region trotz Anonymisierung der Daten unter Pflegekundigen Rückschlüsse auf konkrete Einrichtungen und Personen zugelassen. Um den Informanten, die diese Gewalttaten nicht hinnehmen wollten und sie deshalb angezeigt haben, zu ersparen, daß sie aufgrund dieser Veröffentlichung erneut wegen ihres korrekten Verhaltens diskriminiert werden, hat sich Wolfgang Scharf aus ethischen Gründen dazu entschlossen, entsprechende Ergebnisse **nicht** zu veröffentlichen, auch wenn dies für seinen Beitrag überaus bedauerlich ist, da ein bedeutender Teil an Forschungsergebnissen entfällt (alle Interviews und Transkripte, die trotz Anonymisierung einen Rückschluß auf Personen zulassen konnten, wurden vernichtet).

Zu guter Letzt noch ein persönliches Wort zur Herausgeberschaft dieses Buches. Mein eigener Beitrag am Zustandekommen dieser Arbeiten und ihrer Publikationen war vergleichsweise gering. Meine Aufgabe bestand darin, Susanne Schoppmann, Ralf Wippermann und Wolfgang Scharf in ihren Arbeiten zu begleiten. Dabei galt mein Interesse besonders dem Vorgehen im Forschungsprozeß und der Handhabung methodischer Prozeduren. Gerade aus den Niederlanden und Wales zurückgekehrt, wurde ich damit konfrontiert, was es heißt, unter deutschen Bedingungen in der Pflege zu forschen. Dies war mir fremd, verlief doch meine eigene Forschung unter weitaus günstigeren Umständen. Das, was ich im Ausland als normal und gegeben in Sachen Forschung betrachtet hatte, nämlich ausreichend Zeit, sehr gut ausgestattete Bibliotheken, alle nur denkbaren pflegewissenschaftlichen Datenbanken, ON-Line und CD-ROM Recherchen, pflegeforschungskompetente Dozenten und Peer-Groups in Sachen Forschung waren zu dem Zeitpunkt, als diese Arbeiten durchgeführt wurden, im Zusammenhang mit Pflege in Deutschland nur spärlich oder gar nicht vorhanden. Dies erschwerte die Arbeit und kostete ebenfalls unnötig Zeit, Geld und Kraft. Erfreulicherweise hat sich dieser Zustand an einigen Hochschulen verbessert. Die Meinung mancher KollegInnen, daß man zum Zweck einer Diplomarbeit nicht forschen muß, befremdet mich bis heute. Wenn das Ziel eines Studiums darin besteht, zu lernen, die eigene Praxis wissenschaftlich zu betreiben, dann ist die Fähigkeit, Wissen für und nach den Regeln dieser Praxisdisziplin zu produzieren, das primäre Ziel eines Studiums. Üblicherweise kann man solches Tun als Forschung bezeichnen. Folglich ist das, was man in einer Diplomarbeit unter Beweis stellen sollte, die Fähigkeit, die eigene Praxis zu erkunden. Auch die Frage, ab wann eine Erkundung wirklich „Forschung" ist, muß nach den Kriterien des Forschungsprozesses einschließlich methodologischer und methodischer Diskussionen entschieden werden, doch wohl kaum nach dem Anlaß, dem Zeitpunkt oder dem Status der Ausführenden.

Ich habe dem Wunsch von Susanne Schoppmann, Ralf Wippermann und Wolfgang Scharf entsprochen und die Herausgabe dieses Buches übernommen, weil ich über diese Arbeiten erfreut bin und dazu beitragen möchte, daß endlich pflegespezifisches Wissen, welches mit den Mitteln und Methoden der Forschung produziert wurde, allen Interessierten zugänglich gemacht wird. Ich wünsche, daß Sie bei der Lektüre dieses Buches interessanten Inhalten begegnen und ich möchte Sie dazu ermutigen, das Gelesene, da wo es für Sie Sinn macht, anzuwenden, sei es in Ihrer Praxis der psychiatrischen Pflegekunde oder in der Praxis des Forschens.

Osnabrück/Utrecht   Wilfried Schnepp, MSc.,
im November 1996   Lehrer für Pflegeberufe m. Wtb. A/I, Krpfl.

Literatur

Burnard, Ph. (1991) A method of analysing interview transcripts in qualitative research, Nurse education today, 11:461.466

Schröck, R. (1988) Forschung in der Krankenpflege: Methodologische Probleme, Pflege 1/Heft 2/ S. 84–93

Schröck, R. (1991) Das Beginnen und das Beenden einer Beziehung. DKZ/44:8, S699–704

Schröck, R. (1992) Entwicklung und Perspektiven der Pflegewissenschaft, in: M. Krohwinkel (Hrsg.): Der pflegerische Beitrag zur Gesundheit in Forschung und Praxis, Nomos Verlag, Baden-Baden

Schröck, R. (1996) Geleitwort, in: S. Borker (Hrsg.) Essenreichen in der Pflege, Ullstein Mosby, Berlin/Wiesbaden

Inhaltsverzeichnis

1	**Räumliche Gestaltung und Alltagskompetenzen in der Psychiatrie**	1
1.1	**Einleitung**	1
1.2	**Literaturstudie**	1
1.2.1	Fragestellung	1
1.2.2	Methode und Vorgehen	2
1.2.3	Literatursuche	2
1.2.4	Bearbeitung der Literatur	3
1.2.4.1	Philosophisch-konzeptionelle Überlegungen	4
1.2.4.2	Patientengruppen	4
1.2.4.3	Räumliche Anordnung der Station, Zimmergröße	5
1.2.4.4	Möblierung und Einrichtung der Station	5
1.2.4.5	Farbliche Gestaltung	6
1.2.4.6	Erwartetes Verhalten von Patienten als Reaktion auf die räumliche Gestaltung	6
1.2.4.7	Beobachtetes Verhalten von Patienten als Reaktion auf die räumliche Gestaltung	6
1.2.5	Bewertung der Literatur	7
1.2.6	Schlußfolgerungen aus der Literaturstudie	9
1.3	**Problemstellung und Zielsetzung**	9
1.4	**Theoretischer Rahmen**	10
1.4.1	Methodologische Überlegungen zur qualitativen Forschung	11
1.5	**Methode**	12
1.5.1	Erhebungsmethode	12
1.5.2	Analysemethode	13
1.5.3	Auswertung der Daten	14
1.5.4	Stichprobe	15
1.5.5	Gütekriterien	15
1.5.6	Moral-ethische Überlegungen	17

1.6	**Ergebnisse**	17
1.6.1	Reiz	18
1.6.2	Vertrautheit	19
1.6.3	Funktionalität	20
1.6.4	Sicherheit	21
1.6.5	Beziehung	22
1.6.6	Intimsphäre	22
1.6.7	Identität	23
1.6.8	Körperempfinden	24
1.6.9	Kompetenz des Pflegedienstes	24
1.7	**Die Dynamik der Kategorien**	25
1.8	**Diskussion**	27
1.8.1	Vergleich der Ergebnisse aus Literatur und Interviews	27
1.8.2	Schlußfolgerungen	29
1.8.3	Empfehlungen	29
1.9	**Literatur**	31
2	**Alltagserleben in einem Wohnheim**	33
2.1	**Einleitung**	33
2.2	**Literaturstudie**	34
2.2.1	Literatursuche	35
2.2.2	Bearbeitung der Literatur	36
2.2.2.1	Nähe und Distanz	36
2.2.2.2	Ablehnung und Akzeptanz	38
2.2.2.3	Struktur und Freiraum	39
2.2.2.4	Erwerb von Alltagskompetenzen – Versorgtwerden	41
2.2.2.5	Erwerb von Biographie Geschichtslosigkeit	42
2.2.3	Exkurs: Alltagsleben in einem psychiatrischen Krankenhaus	44
2.2.4	Schlußfolgerungen	44
2.3	**Problemstellung und Zielsetzung**	45
2.4	**Theoretischer Rahmen**	45
2.5	**Methodologie**	46
2.5.1	Untersuchungsplan	46
2.5.2	Methodik	47
2.5.2.1	Zeitlicher Umfang	47
2.5.2.2	Zugang zum Feld	47
2.5.2.3	Handeln im Feld	47
2.5.2.4	Erhebungsmethode	48
2.5.2.5	Form der Beobachtung	48

2.5.2.6	Protokollierung	48
2.5.2.7	Beobachtungseinheiten	49
2.5.2.8	Befragung	49
2.5.2.9	Gruppendiskussion	50
2.5.2.10	Validität und Reliabilität der Erhebungen	50
2.5.2.11	Ethische Aspekte	51
2.6	**Das Beobachtungsfeld**	52
2.6.1	Ort	52
2.6.2	Personen	53
2.7	**Ergebnisse**	59
2.7.1	Abriß des Lebenslaufes	60
2.7.2	Bildung	60
2.7.3	Einstellung zu Befindlichkeitsstörungen und Beeinträchtigungen	61
2.7.3.1	Psychische Befindlichkeit	61
2.7.3.2	Somatische Befindlichkeit	62
2.7.3.3	Wunsch nach Versorgtwerden	62
2.7.4	Organisation des Alltags	63
2.7.4.1	Aufgabenteilung	63
2.7.4.2	Arbeit	64
2.7.4.3	Zusammensitzen	64
2.7.4.4	Gewohnheit	65
2.7.5	Umgang mit Mitbewohnern	65
2.7.5.1	Reden und Zuhören	65
2.7.5.2	Toleranz	66
2.7.5.3	Unterstellen von Glaubwürdigkeit	66
2.7.5.4	Mißtrauen	67
2.7.5.5	Sorge für Mitbewohner	67
2.7.6	Die Außenwelt	67
2.7.6.1	Umgang mit Betroffenen	67
2.7.6.2	Umgang mit Nichtbetroffenen	68
2.8	**Diskussion**	69
2.8.1	Empfehlungen	71
2.8.1.1	Pflegepraxis	72
2.8.1.2	Pflegemanagement	73
2.8.1.3	Pflegeausbildung	73
2.8.1.4	Pflegeforschung	74
2.8.2	Untersuchungskritik	74
2.9	**Literatur**	75

3	**Gewalt in der Pflege**	79
3.1	**Einleitung**	79
3.2	**Literaturstudie**	80
3.2.1	Methode und Vorgehen	80
3.2.2	Bearbeitung der Literatur	82
3.2.2.1	Definition von Gewalt	82
3.2.2.2	Theorien zur Gewaltentstehung	82
3.2.2.3	Bedingungen, die Gewaltentstehung im Krankenhaus fördern	84
3.2.2.4	Lösungsansätze zur Gewaltverminderung	88
3.2.3	Bewertung der Literatur	88
3.3	**Problemstellung und Zielsetzung**	89
3.4	**Theoretischer Rahmen**	90
3.5	**Methode**	91
3.5.1	Erhebungsmethode	91
3.5.2	Analysemethode	92
3.5.3	Stichprobe	95
3.5.4	Gütekriterien	96
3.5.5	Ethische Überlegungen	98
3.6	**Ergebnisse**	99
3.6.1	Zum Begriff „Gewalt"	99
3.6.1.1	Allgemeine Definitionen	99
3.6.1.2	Präzisierte Definitionen	100
3.6.1.3	Subjektivität	100
3.6.2	Gewaltfördernde Bedingungen	101
3.6.2.1	Struktur	101
3.6.2.2	Persönlichkeit	102
3.6.2.3	Überforderung bzw. Überlastung	103
3.6.2.4	Unzureichende Qualifikation	103
3.6.2.5	Frustration	104
3.6.2.6	Schlechtes Team	104
3.6.2.7	Hilflosigkeit	104
3.6.3	Gewaltmindernde Bedingungen	104
3.6.4	Zusätzliche Ergebnisse	105
3.7	**Diskussion**	106
3.7.1	Empfehlung	110
3.8	**Literatur**	111

1 Räumliche Gestaltung und Alltagskompetenzen in der Psychiatrie

Susanne Schoppmann

1.1 Einleitung

Folgt man dem Leitfaden zur Stellenbeschreibung für Pflegedirektorinnen/Pflegedirektoren der Bundesarbeitsgemeinschaft Leitender Krankenpflegepersonen e. V. (1. Auflage 1994, S. 65), so findet man bei den beispielhaft aufgeführten Einzelaufgaben auch den Aufgabenbereich Bauplanung. Daraus läßt sich schließen, daß zu den Aufgaben einer Pflegedienstleitung im Krankenhaus unter anderem die Teilnahme an der Entwicklung und Planung von Neu- und Umbauten im Krankenhausbereich gehört.

Diese Aufgabe wird für gewöhnlich unter zwei verschiedenen Aspekten wahrgenommen. Zum einen unter dem betriebswirtschaftlichen Gesichtspunkt einer ergonomischen Gestaltung des Arbeitsablaufs für den Pflegedienst und zum anderen unter dem pflegetheoretischen Ansatz der Umgebungsgestaltung für Patienten. Meleis (1989, S. 191) beschreibt die Gestaltung der Umgebung als ein zentrales Konzept im Bereich der Pflege.

Als Bereichsleitung einer psychiatrischen Abteilung an einem Allgemeinkrankenhaus fiel mir die Aufgabe zu, an der Planung eines Neubaues der psychiatrischen Abteilung mitzuwirken.

1.2 Literaturstudie

1.2.1 Fragestellung

Zunächst wurde eine Literaturstudie mit folgender Fragestellung durchgeführt: Wie muß eine psychiatrische Station gestaltet sein, um die Alltagskompetenz psychiatrischer Patienten zu fördern? In welchem Umfang gibt es Informationen zu dieser Fragestellung? Gibt es wissenschaftliche Untersuchungen dazu?

Um diese Fragen beantworten zu können, muß zunächst der Begriff Alltagskompetenz definiert werden. Daß die Förderung der Alltagskompetenz eine pflegerische Aufgabe ist, beschreibt Schröck (1988) wie folgt: *„Pflegen ist eine helfende und unterstützende Tat, die primär darin besteht, dem Kranken bei seinen alltäglichen Aufgaben, die ein Erwachsener innerhalb seiner Kulturgesellschaft normalerweise selbständig und unabhängig und in einer kompetenten Weise erfüllen kann, beizustehen."*

Eine Gruppe von Pflegestudenten der Katholischen Fachhochschule Norddeutschland beschäftigte sich im Rahmen einer Konzeptanalyse mit dem Begriff der Alltagskompetenz und kam zu folgender Definition: *„Alltagskompetenz ist die Fähigkeit der Bedürfnisbefriedigung vor dem Hintergrund des Wissens um die eigene Person und um die soziokulturelle Außenwelt."*

Folgt man diesen Definitionen, so wird deutlich, daß der Begriff Alltagskompetenz, also die Fähigkeit, den Alltag adäquat zu gestalten, ein wichtiges Konzept der Krankenpflege beinhaltet.

1.2.2 Methode und Vorgehen

Methode und Vorgehen der Literaturstudie orientieren sich an Polit und Hungler (1989), hier vor allem das Vorgehen bei der computergestützten Literatursuche, zum anderen an dem Aufsatz von Grypdonck (1994), hier vor allem die Beschreibung des qualitativen Vorgehens, vergleichbar dem Vorgehen eines qualitativen Forschers im Feld.

1.2.3 Literatursuche

Die Literatursuche beschränkte sich überwiegend auf Fachzeitschriften und Journale, weil davon auszugehen ist, daß man dort neuere wissenschaftliche Arbeiten findet. Gesucht wurde ausschließlich nach deutsch- und englischsprachiger Literatur. Die beiden großen deutschen Fachzeitschriften „Die Schwester, der Pfleger" und die „Deutsche Krankenpflegezeitschrift" wurden in der Bibliothek der Katholischen Fachhochschule Norddeutschland in Osnabrück in den Jahrgängen 1989 bis 1993 nach Artikeln zum Thema durchgesehen.

Die computergestützte Literatursuche fand statt über DIMDI (Deutsches Istitut für Medizinische Dokumentation und Information), und zwar in den Dateien Medline, Health, Heclinet und Psycinfo:

- Medline ist eine Literaturdatenbank in englischer Sprache auf dem gesamten Gebiet der Medizin und enthält Angaben aus über 70 Ländern. Sie entspricht inhaltlich weitgehend dem Index Medicus und enthält, von 1966 an, auch alle Zeitschriften, die im International Nursing Index aufgelistet sind.

- Health ist eine Literaturdatenbank in englischer Sprache auf dem Gebiet Öffentliches Gesundheitswesen. Sie entspricht inhaltlich weitgehend dem Index Medicus und dem Hospital Literature Index ab 1975.
- Heclinet ist eine Literaturdatenbank in deutscher und englischer Sprache auf dem Gebiet des Krankenhauswesens. Sie entspricht inhaltlich dem „Informationsdienst Krankenhauswesen, Healthcare Information Service" ab 1969.
- Psycinfo ist eine Literaturdatenbank in englischer Sprache auf dem Gebiet der Psychologie. Sie enthält Angaben aus allen Ländern mit dem Schwerpunkt auf Nordamerika. Inhaltlich entspricht sie den Psychological Abstracts von 1967 an.

In allen Dateien, mit Ausnahme von Psycinfo, wurden die Begriffe Psychiatrie und Bauen oder die englischen Begriffe Psychiatry and Architecture als inhaltsbeschreibende Schlüsselwörter zum Suchen benutzt. Mit Hilfe der Abstracts oder Zusammenfassungen wurden die gefundenen Artikel ausgewählt. Durch das Lesen der gefundenen Literatur wurde festgestellt, daß häufig zitierte Autoren nicht in den genannten Dateien gefunden worden waren.

Daraufhin wurde in der Datei Psycinfo mit den inhaltsbeschreibenden Schlüsselwörtern Environment and social Behaviour erneut gesucht, und so wurden die in der Sekundärliteratur zitierten Autoren und deren Originalarbeiten gefunden. Insgesamt wurden so 11 Artikel zum Thema ausgewählt.

1.2.4 Bearbeitung der Literatur

Wie bereits erwähnt, wurde die Literatur entsprechend Grypdonck (1994) in einer qualitativen Weise bearbeitet. Das heißt, während des Lesens ergaben sich Unterpunkte zu der eher globalen Fragestellung nach der Stationsgestaltung zur Förderung der Alltagskompetenz psychiatrischer Patienten, die aber alle unter dieser Fragestellung subsumiert werden können und zu folgenden Kategorien führten:

- Philosophisch-konzeptionelle Überlegungen
- Patientengruppen
- Räumliche Anordnung der Station, Zimmergröße
- Möblierung und Einrichtung der Station
- Farbliche Gestaltung
- Erwartetes Verhalten von Patienten als Reaktion auf die räumliche Gestaltung
- Beobachtetes Verhalten von Patienten als Reaktion auf die räumliche Gestaltung.

1.2.4.1 Philosophisch-konzeptionelle Überlegungen

Die Grundgedanken zum Bau psychiatrischer Kliniken drücken sich in Begriffen aus wie: Stätte der Behandlung, Schutz und Geborgenheit, Humanität, Linderung von Leiden, Beruhigung aufgewühlter Seelen, Verständnis, familiäre Umgebung und keine Unterbrechung zur gewohnten Umgebung (Schmieg, 1990; Bode, 1988; Aeschbacher und Buergin, 1975; Amiel, 1976). Dies bedeutet, der heilende und helfende Charakter wird betont. In weiteren konzeptionellen Überlegungen zum psychiatrischen Gebäude wird das Gebäude als Unterstützung der Therapie, die darin stattfinden soll, gesehen. Dies findet sich in Formulierungen wie *„nach innen so offen wie möglich, nach außen so geschützt wie nötig"* (Schmieg, 1990); es soll versucht werden, *„die krankheitsbedingten Defizite (...) zu kompensieren"* (Lind und Heeg, 1990). Das psychiatrische Gebäude wird mit dem OP-Saal des Chirurgen verglichen, der Fehler in der Asepsis vermeiden hilft (Bailly-Salin, 1976). Weitere Ansätze einer Hervorhebung des heilenden und helfenden Charakters sind die Gestaltung der Umgebung als wichtiges therapeutisches Potential (Minde, Haynes und Rodenburg, 1990) und der Bau als Instrument des Heilens Topotherapie (Amiel, 1976).

Man findet auch den Gedanken, daß sich in dem Gebäude die gesellschaftliche Wertschätzung, der gesellschaftliche Umgang mit den psychisch Kranken widerspiegelt (Schmieg, 1990; Aeschbacher und Buergin, 1975). Schließlich sollen das Gebäude und die räumliche Umgebung zur Steigerung der Lebensqualität seiner Benutzer beitragen (Minde, Haynes und Rodenburg, 1990; Bailly-Salin, 1976).

1.2.4.2 Patientengruppen

Das Spektrum der Patientengruppen, für die ein Gebäude oder eine Station geplant, gebaut, umgebaut oder umgestaltet wurde, ist weit. Es reicht von forensisch untergebrachten Patienten (Bode, 1988) über psychiatrische Patienten ohne Unterscheidung (Schmieg, 1990; Aeschbacher und Buergin, 1975; Matthews, 1976; Ittelson, 1976) zu psychiatrischen Patienten mit der Empfehlung, sie nach Diagnosen zu trennen (Winkler, 1972), bis hin zur Unterscheidung zwischen besonders kranken bzw. gestörten Patienten, die ein Isolierzimmer brauchen (Bailly-Salin, 1976; Amiel, 1976), und vor allem zu gerontopsychiatrischen Patienten (Lind und Heeg, 1990; Minde, Haynes und Rodenburg, 1990; Bailly-Salin, 1976; Goodman, 1976). Für diese Patientengruppe ist die Eindeutigkeit der Unterscheidung von anderen psychiatrischen Patienten, d. h. der Bedarf an speziellen gerontopsychiatrischen Stationen am größten. Auch handelt es sich, wie aus der Sekundärliteratur hervorgeht, um diejenige Patientengruppe, die bezüglich der räumlichen Gestaltung von Stationen und ihrer Wechselwirkung auf das Verhalten von Patienten am besten erforscht ist.

1.2.4.3 Räumliche Anordnung der Station, Zimmergröße

Die Zimmergröße variiert in der deutschsprachigen Literatur überwiegend zwischen Ein- und Zweibettzimmern (Schmieg, 1990; Bode, 1988; Aeschbacher und Buergin, 1975; Lind und Heeg, 1990) und zwischen Vier- bis Sechsbettzimmern in der englischsprachigen Literatur (Goodman, 1976; Amiel, 1976). Einigkeit besteht darüber, daß es Räume mit Privatsphäre für die Patienten geben muß und Räume, die ein gemeinschaftliches soziales Leben auf der Station erlauben. Dies drückt sich in der Beschreibung von Aufenthalts-, Tages- und Wohnzimmern aus (Schmieg, 1990; Bode, 1988; Aeschbacher und Buergin, 1975; Lind und Heeg, 1990; Winkler, 1972; Minde, Haynes und Rodenburg, 1990; Bailly-Salin, 1976; Amiel, 1976). Eine Überlegung bei der Anordnung der Räume ist, daß die bauliche Struktur die Entwicklung der Patienten begleiten soll *„from the 'cocoon and lair' of the bedroom to the small livingroom, which is also well sheltered and very protective, then from here to structures for living which are more and more open, communal and distant"* („vom Kokon und der Wiege des Patientenzimmers zum kleinen Aufenthaltsraum, der ebenfalls gut behütet und sehr schützend ist; dann von hier aus zu immer offeneren, gemeinschaftlicheren und weitläufigeren Strukturen") (Bailly-Salin, 1976).

1.2.4.4 Möblierung und Einrichtung der Station

Die Einrichtung der Station soll wohnlich sein und die Patienten an ihr früheres Leben erinnern, sie soll so weit wie möglich der Möblierung zu Hause entsprechen, und die Elemente der Ausstattung sollen einen hohen Vertrautheitsgrad besitzen (Schmieg, 1990; Lind und Heeg, 1990; Winkler, 1972; Minde, Haynes und Rodenburg, 1990; Goodman, 1976). Die Möbel sollen aus traditionellem Material sein, das Wohlbehagen hervorruft (Amiel, 1976), und die Patienten sollen über ein abschließbares Fach verfügen (Schmieg, 1990; Amiel, 1976).

1.2.4.5 Farbliche Gestaltung

Die farbliche Gestaltung scheint ein eher zu vernachlässigender Aspekt zu sein, denn sie wird nur von drei Autoren erwähnt, und zwar im Sinne einer farblichen Gestaltung zur Schaffung einer ansprechenden Atmosphäre (Schmieg, 1990) und zur Schaffung von Kontrasten (Winkler, 1972; Amiel, 1976).

1.2.4.6 Erwartetes Verhalten von Patienten als Reaktion auf die räumliche Gestaltung

Die Patienten sollen die Räumlichkeiten so nutzen, wie sie konzipiert wurden, d. h. sie sollen sich in persönliche Räume zurückziehen können und lernen, Hemmschwellen an der Zimmertür zu überwinden. Sie sollen selbständig werden, ein selbstbestimmtes Leben führen, soziale Kontakte haben und ihren starken Bewegungsdrang ausleben (Schmieg, 1990; Lind und Heeg, 1990).

Auffallend ist, daß in der englischsprachigen Literatur keine expliziten Aussagen zu „erwartetem Verhalten" zu finden sind.

1.2.4.7 Beobachtetes Verhalten von Patienten als Reaktion auf die räumliche Gestaltung

Es finden sich einige **Beschreibungen** bezüglich des Verhaltens von Patienten als Reaktion auf die räumliche Gestaltung. So wurde bei forensischen Patienten eine Hebung des Selbstwertgefühls durch die bewußte Wahrnehmung einer besseren Unterbringung beobachtet (Bode, 1988). Ferner fand sich eine Reduzierung der Gefahr der Selbst- oder Fremdgefährdung von Patienten, wenn man ihnen eigene Zimmer mit ihren eigenen Sachen gibt (Amiel, 1976). Das Ende eines Flurs, das als solches nicht wahrgenommen wird, ruft bei dementen Patienten unangemessene Reaktionen, wie Rütteln an den Türen, Verirren in angrenzende Zimmer und erhöhte Inkontinenz, hervor (Lind und Heeg, 1990).

Gezielte Beobachtungen werden von einer gerontopsychiatrischen Station mit 36 Patienten berichtet. Diese Patienten wurden wegen Aggressivität oder anderem unerwünschtem Verhalten aufgenommen und verbrachten ihre Tage in geriatrischen Stühlen auf dem Flur der Station und ihre Nächte fixiert im Bett. Nachdem alle physischen Fixierungen aufgehoben wurden und die Patienten die Erlaubnis erhielten, sich frei zu bewegen, nachdem ihnen außerdem Zutritt zu vorher verbotenen Räumen gewährt und gestattet wurde, die physische Umgebung auf unübliche Weise zu benutzen (z. B. Möbel umzustellen) wurde beobachtet, daß die Patienten ruhiger waren, mehr miteinander sprachen, besser schliefen und daß der allgemeine Lärmpegel deutlich reduziert war. Auf die sich daran anschließende Veränderung eines nüchternen Aufenthaltsraums mit nackten Wänden, Chrom- und Plastikmöbeln in eine „Landhausküche im Kolonialstil" reagierten die gleichen Patienten zunächst mit Verwirrung, danach wurde der Raum zum beliebtesten Platz der Station. Die Patienten besetzten ihren Stuhl oder Schaukelstuhl in diesem Raum und gingen sehr sorgsam damit um. Während Pflanzen in anderen Räumen auf der Station weiter unter der rauhen Behandlung durch die Patienten litten und periodisch ersetzt werden mußten, wurden die Pflanzen der „Landhausküche" respektiert und sorgsam behandelt (Minde, Haynes und Rodenburg, 1990).

An anderer Stelle wurde ein Musterzimmer eingerichtet und im laufenden Betrieb getestet. Die Patienten wurden aufgefordert, mit eigenen Worten Stellung zur Einrichtung und zum Charakter des Zimmers zu nehmen, teilweise wurden die Zimmerbewohner direkt interviewt. In diesen Gesprächen wurde von den Patienten die Einrichtung in Holz positiv hervorgehoben, die warme Farbgebung des Zimmers war positiv empfunden worden, das abschließbare Fach wurde gelobt, das Zweibettzimmer wurde als optimal empfunden, und die Rückzugsmöglichkeit durch die Zonenbildung im Zimmer wurde begrüßt (Schmieg, 1990).

1.2.5 Bewertung der Literatur

Bei den elf Artikeln, die in dieser Literaturstudie bearbeitet wurden, handelt es sich um fünf Artikel in deutscher und um sechs Artikel in englischer Sprache. Die deutschsprachigen Artikel stammen sowohl aus der Schweiz als auch aus Deutschland. Die englischsprachige Literatur ist bis auf eine Ausnahme in Großbritannien erschienen, obwohl unter den Autoren auch ein Nordamerikaner und zwei Franzosen sind. Ein englischsprachiger Artikel stammt aus Kanada.

Bis auf eine Ausnahme, auf die später noch eingegangen wird, beruhen alle Veröffentlichungen auf der Erfahrung und Meinung der Autoren. Unter den Autoren sind verschiedene Berufsgruppen vertreten: Architekten, Psychologen, Diplom-Ingenieure, Ärzte und eine Krankenschwester als Mitautorin.

Es fand sich auch eine weitere Veröffentlichung einer Krankenschwester: „Architektonische und künstlerische Gestaltung im Pflegebereich", von Margitta Beil-Hildebrand (1992). Da sich diese Veröffentlichung jedoch auf ein Zimmer für Patienten mit somatischen Erkrankungen bezieht, blieb sie in dieser Literaturstudie unberücksichtigt.

Auffallend ist, daß die Architekten sich mit der historischen Entwicklung der Psychiatrie befassen (Aeschbacher und Buergin, 1975; Goodman,

1976), während die Ärzte sich auf übergeordnete Weise mit dem Bau ganzer Kliniken beschäftigen. Übergeordnet bedeutet hier z.b.: Wo ist eine Klinik innerhalb einer Stadt am günstigsten gelegen? (Bailly-Salin, 1976)
Was ist besser, eine psychiatrische Abteilung am Allgemeinkrankenhaus oder ein psychiatrisches Großkrankenhaus? (Winkler, 1972)
Der eher philosophische Gedanke, daß Raum in Verbindung mit Zeit eine Achse bildet, auf der Verhalten organisiert ist. (Amiel, 1976)

Die Psychologen beschäftigen sich sehr mit Methoden, mit denen man die Wirkung der Umgebung auf das Verhalten von Menschen erfassen kann und damit, wie dieses Wissen für Architekten und Designer nutzbar gemacht werden könnte (Matthews, 1976; Ittelson und O'Hanlon, 1976). Die Ausnahme bildet hier der Artikel von Lind und Heeg (1990), in dem es darum geht, wie krankheitsbedingte Defizite durch räumliche Gestaltung kompensiert werden können.

Beim Lesen der gesamten Literatur fiel auf, daß es immer wieder Querverweise auf Untersuchungen zum Thema gab und es sich dabei immer um die gleichen vier Autoren handelte: Sommer, 1958; Osmond, 1957; Lawton, 1984; Holahan und Saegert, 1973. Leider war es auf Grund des frühen Erscheinungsdatums nicht möglich, die Arbeiten von Sommer (1958) und Osmond (1957) zu beschaffen. Die genutzten Dateien beziehen sich auf Veröffentlichungen von frühestens 1966 an. Die Untersuchungen von Lawton (1984) sowie von Holahan und Saegert (1973) konnten in der gebotenen Zeit ebenfalls nicht beschafft werden.

Die Arbeit von Minde, Haynes und Rodenburg (1990) ist der Bericht über ein Projekt, in dem Mitarbeiter einer gerontopsychiatrischen Station ohne Teilnahme von Außenstehenden die Umgebung auf dieser Station veränderten und das Verhalten von Patienten dazu beobachteten. Da die Umorganisation dieser Station nicht als wissenschaftliches Experiment intendiert war, gibt es kaum „harte Daten" zu berichten. Dem Bericht über ihr eigenes Projekt vorangestellt haben die Autoren eine Literaturstudie zum Thema. Hier wurden auch die Untersuchungen von Sommer (1958), Osmond (1957), Lawton (1984), Holahan und Saegert (1973) beschrieben und kritisiert. Es handelt sich bei allen vier Untersuchungen um demente, chronischkranke, alte Menschen.

Das eigentliche Projekt von Minde, Haynes und Rodenburg (1990) bestand darin, auf einer gerontopsychiatrischen Station mit 36 Patienten, die alle wegen Aggressivität oder anderem unerwünschten Verhalten aufgenommen worden waren, zunächst das therapeutische Setting und dann die Einrichtung eines Tagesraumes zu verändern. Die genauere Beschreibung dieser Veränderungen und des daraus resultierenden Verhaltens von Patienten findet sich in Abschnitt 1.2.4.7.

Kritisch zu würdigen ist an diesem Projekt die Tatsache, daß die Veränderung des Settings und die Veränderung in der Gestaltung des Tagesraumes unmittelbar aufeinander folgten, so daß sich nur schwer trennen läßt, ob das veränderte Verhalten der Patienten nun eine Reaktion auf die Veränderung des Settings oder auf die Veränderung der Einrichtung des Tagesraumes war.

1.2.6 Schlußfolgerungen aus der Literaturstudie

Wie in bereits Abschnitt 1.2.5 ausgeführt, fand sich unter den Autoren lediglich eine Krankenschwester als Mitautorin. Bedenkt man noch einmal die Aussage von Meleis (1989, S. 191), daß die Umgebung ein zentrales Konzept der pflegerischen Domäne ist, so ergeben sich folgende wichtigen Fragen:

- Warum haben sich nur so wenige Pflegekundige mit dem Thema „Gestaltung der Umgebung und Auswirkungen auf die Alltagskompetenz von Patienten" beschäftigt, obwohl dies zum originären Aufgabenfeld von Pflegedienstleitungen gehört?
- Was bedeutet das Konzept „Umgebung in der Krankenpflege" bezogen auf die Förderung von Alltagskompetenzen?
- Wie wichtig ist das Konzept „Umgebung für die Krankenpflege"?
- Was wissen Pflegekundige über das Konzept „Umgebung für die Krankenpflege"?

1.3 Problemstellung und Zielsetzung

Die Schlußfolgerungen aus der Literaturstudie wurden zur Klärung folgender Problemstellung dieser Untersuchung genutzt: Über die Wechselwirkung zwischen räumlicher Umgebung und Alltagskompetenz von Patienten ist in der Berufsgruppe nur wenig bekannt.

Die Untersuchungsfrage lautet: Welche Bedeutung hat die Umgebung, im Sinne der räumlichen Gestaltung, für den Erhalt und die Förderung von Alltagskompetenzen psychiatrischer Patienten aus der Sicht der Pflegekundigen in der Psychiatrie?

Dieses Kapitel soll Einsichten in die Bedeutung des Konzeptes Umgebung ermöglichen und Führungskräften in der Pflege eine Hilfestellung beim Neubau psychiatrischer Abteilungen geben.

1.4 Theoretischer Rahmen

Üblicherweise klären Wissenschaften ihre Fragestellungen vor dem Hintergrund eigener Theorien. Pflegetheorien setzen den philosophischen Rahmen, aus dem sich die Handlungen in der Praxis ableiten lassen. Auf der theoretischen Ebene wird die Umgebung, in der die Interaktion zwischen Patient und Pflegenden stattfindet, neben anderen als wesentliches Konzept gesehen. Im folgenden sollen daher Aussagen zum Konzept Umgebung aus verschiedenen Pflegetheorien vorgestellt werden. Dabei kann aus Mangel an Primärliteratur nicht auf die Originalquellen zurückgegriffen werden.

In der pflegewissenschaftlichen Literatur findet sich eine Gliederung der Pflegetheorien nach ihren konzeptionellen Schwerpunkten:

- bedürfnisorientierte oder humanistische Pflegetheorien,
- Pflegetheorien mit dem Schwerpunkt auf der Interaktion bzw. zwischenmenschlichen Beziehungen,
- Pflegetheorien, die ihren Schwerpunkt systemisch verstehen sowie
- Pflegetheorien, die sich auf Energiefelder beziehen.

Die Beschreibung dieser Gliederung orientiert sich an Marriner-Tomey (1992) und an Meleis (1985).

Beispielhaft sollen aus jeder dieser vier Gruppen Aussagen je einer Theoretikerin zum Konzept Umgebung kurz vorgestellt werden:

- F. Nightingale gehört als Begründerin der modernen Krankenpflege und als erste Pflegetheoretikerin zu der humanistischen Schule. Ihre Theorie konzentriert sich auf die Umwelt. Sie differenzierte die Umwelt nicht in verschiedene Aspekte, sondern ging davon aus, daß alle Aspekte von dem Begriff Umwelt eingeschlossen würden. Demnach wären dies alles Einflüsse, die auf die Gesundheit kranker und gesunder Menschen wirken. Den Pflegekundigen käme damit die Aufgabe zu, Bedingungen zu schaffen, die die Gesundheit positiv beeinflussen (Marriner-Tomey, 1992, S. 116–135).
- Paterson und Zderad gehören zur Schule der Interaktionstheoretikerinnen (Meleis, 1985, S. 174), deren paradigmatische Wurzeln bei den existentialistischen Philosophen und in der Phänomenologie liegen (Meleis, 1985, S. 250–251). In ihrer Theorie wird die Umgebung definiert als *„objektive Welt, die sich in anderen Menschen und Dingen manifestiert"* (Meleis, 1985, S. 250). In einem phänomenologischen Verständnis hieße das, daß diese Manifestation der subjektiven Deutung und Bedeutung der einzelnen Person entspräche.
- Nach der Beschreibung des Systemmodells von B. Neuman steht der Klient in *„einer reziproken Beziehung zur Umwelt, in der er mit dieser Umwelt interagiert, indem er sich an sie anpaßt oder sie an sich selbst*

anpaßt" (Marriner-Tomey, 1992, S. 536). Umwelt wird definiert als *"innere und äußere Kräfte, die den Klienten zu irgendeiner Zeit beeinflussen und von ihm beeinflußt werden"* (Marriner-Tomey, 1992, S. 531).
- M.E. Levine gehört zu den Theoretikerinnen, die sich auf Energiefelder beziehen. Kern ihrer Theorie sind die vier Erhaltungsprinzipien, deren erstes die Energieerhaltung ist. In ihrem Verständnis ist die Umwelt der Lebenszusammenhang des Menschen, an dessen Gestaltung er aktiv beteiligt ist (Marriner-Tomey, 1992, S. 566–580).

Wie aus diesen Beispielen deutlich wird, variieren die Sichtweisen des Konzeptes Umgebung von eher konkret bis eher abstrakt. F. Nightingale trifft die konkretesten Aussagen zum Konzept Umgebung und seiner praktischen Bedeutung für die Krankenpflege. Es wird deutlich, daß das Konzept Umgebung in der pflegewissenschaftlichen Theoriebildung von Bedeutung ist. Das Streben nach systematischem Wissen ist folglich ein Anliegen der Pflegeforschung.

1.4.1 Methodologische Überlegungen zur qualitativen Forschung

"Die methodologischen Probleme der Krankenpflegeforschung sind im Prinzip die der Sozialwissenschaften im allgemeinen." (Schröck, 1988)

Diese Probleme, von denen Schröck (1988) spricht, fallen in den Bereich der grundsätzlichen Auseinandersetzung neopositivistischer und qualitativer Sozialforschung. Die qualitative Sozialforschung geht davon aus, daß Menschen und ihre subjektive Realität nicht mit quantitativen Mitteln erforscht werden können. Die Begründung dafür nennt Mayring:

"Texte, wie alles vom Menschen Hervorgebrachte, sind immer mit subjektiven Bedeutungen, mit Sinn verbunden; eine Analyse der nur äußerlichen Charakteristika führt nicht weiter, wenn man nicht diesen subjektiven Sinn interpretativ herauskristallisieren kann." Mayring (1993, S. 5)

Es geht also darum, die Bedeutung zu erkennen, den Sinn zu verstehen. Ähnliches findet sich auch bei Polit und Hungler (1989), die postulieren, daß *„'qualitative Forschung häufig, wenn auch nicht immer, mit einer phänomenologischen Sichtweise verbunden ist'"* (S. 312).

Eines der Pflegeforschungsgebiete, auf dem eine qualitative Vorgehensweise erfolgversprechend sein soll, sind *„'umgebungsbezogene Einflüsse auf Systeme, in denen Pflege stattfindet'"* (Polit und Hungler, 1989, S. 312–313).

So läßt sich auch die Entscheidung für ein qualitatives Vorgehen begründen. Ergänzend sei hinzugefügt, daß die qualitative Vorgehensweise immer dort gewählt wird, wo wenig oder nichts zu einer bestimmten Fragestellung bekannt ist. Die quantitative Forschung baut häufig auf einer zuvor qualitativ durchgeführten Untersuchung auf.

1.5 Methode

In der verwendeten Literatur finden sich Beschreibungen verschiedener qualitativer Vorgehensweisen: Tiefeninterviews, narrative Interviews, teilnehmende Beobachtung und Dokumentenanalyse. Mayring (1993) stellt an Interviewmethoden das problemzentrierte Interview, bei dem die Befragten auf einen Interviewleitfaden offen und ohne Antwortvorgaben reagieren, und das narrative Interview vor. Das problemzentrierte Interview gibt anhand eines Interviewleitfadens offene Fragen vor, auf die der Befragte antworten kann, was ihm zum Thema bedeutsam erscheint. Das narrative Interview wird ohne Leitfaden geführt. Dadurch wird der Interviewte zum Erzähler einer Geschichte, an deren Ende es dem Interviewer erst gestattet ist, nachzufragen und unklare Punkte zu klären. Während des Erzählens sorgt der Interviewer lediglich dafür, daß der Faden der Geschichte nicht verloren geht (Mayring, 1993, S. 46–53). Beide Interviewformen werden, wenn es die Informanten erlauben, auf Tonband aufgezeichnet und anschließend transkribiert: *„Grundgedanke: Durch wörtliche Transkription wird eine vollständige Textfassung verbal erhobenen Materials hergestellt, was die Basis für eine ausführliche interpretative Auswertung bietet."* (Mayring, 1993, S. 64)

1.5.1 Erhebungsmethode

Bei den Erhebungen für dieses Kapitel wurde mit dem narrativen Interview gearbeitet. Ein zu stark strukturiertes Interview hätte den Befragten die Möglichkeit genommen, den Gesprächsverlauf weitestgehend selbst zu bestimmen.

Die Interviews wurden nur teilweise gelenkt, indem die in der Literaturstudie gefundenen Kategorien als Schlüsselfragen dienten, ohne einen eigentlichen Interviewleitfaden darzustellen. Diese Vorgehensweise wurde gewählt, um eine möglichst offene Atmosphäre zu schaffen, in der für die Kollegen bedeutsame Aspekte der Umgebungsgestaltung in bezug auf die Alltagskompetenzen von Patienten zur Sprache kommen konnten.

1.5.2 Analysemethode

Die Auswertung des erhobenen Materials erfolgte nach der von Burnard (1991) entwickelten „Methode zur Analyse von Interviewtranskripten in der qualitativen Forschung". Diese Methode kann als thematische Inhaltsanalyse beschrieben werden. Laut Burnard (1991) hat sie ihre Wurzeln in der „grounded theory". Die Methode ist in 14 im folgenden beschriebene Schritte gegliedert, anhand derer das erhobene Material ausgewertet werden kann:

1. Schritt eins beinhaltet, daß nach jedem Interview in Form von Notizen festgehalten wird, welche Themen in dem Interview gestreift wurden. Gelegentlich legt der Untersucher auch Memos an, in denen er Ideen zur Kategorisierung der Daten festhält.
2. Im zweiten Schritt werden die Transkripte durchgelesen und Notizen zu den generellen Themen gemacht. Dabei ist das Ziel, mit den erhobenen Daten vertraut zu werden.
3. Der dritte Schritt beinhaltet das offene Kodieren der Interviewtranskripte. Dabei werden die zentralen Aussagen niedergeschrieben und Füllwörter für das Thema irrelevante Aussagen gestrichen. Tabelle 1.1 zeigt ein Beispiel aus einem Interviewtranskript.
4. Im vierten Schritt wird die Liste der Kategorien unter übergeordneten Überschriften zusammengefaßt, mit dem Ziel, die Anzahl der Kategorien zu reduzieren.
5. Im fünften Schritt wird der Vorgang wiederholt und so eine abschließende, gültige Liste von Kategorien zusammengestellt.

Tab. 1.1 Beispiel für offenes Kodieren aus einem Transkript

Transkript	Offenes Kodieren
„Beispiel is' bei Menschen	Menschen
jetzt, einfach mal 'ne Krankheit,	
bei Menschen so mit 'ner	mit einer
Schizophrenie, wenn die so	Schizophrenie,
unruhig sind, so Unruhe haben,	die unruhig sind,
daß die irgendwo die Möglich-	brauchen die Möglichkeit,
keit haben sich niederzulassen.	sich niederzulassen.

6. Schritt sechs beinhaltet, daß man zwei Forscherkollegen bittet, Interviewtranskripte zu lesen und eigene Kategorien zu bilden, ohne die von dem Forscher gefundenen Kategorien zu kennen. Dieser Schritt dient der Validierung der Kategorien und dem Schutz des Forschers vor Voreingenommenheit.
7. Im siebten Schritt wird die Liste der gefundenen Kategorien noch einmal mit den Interviewtranskripten verglichen, um zu sehen, ob sie auch wirklich alle Aspekte abdecken.
8. Bei Schritt acht werden die Interviews erneut durchgegangen und die jeweiligen Aussagen, die zu einer Kategorie gehören, mit farbigen Stiften gekennzeichnet.
9. **und 10.** Die Schritte neun und zehn beinhalten, alle Aussagen aus den Transkripten auszuschneiden und unter der jeweils gültigen Kategorie gesammelt aufzukleben. Dabei ist es wichtig, genügend Kopien der Transkripte zu haben, um anschließend in den Originaltext zurück zu können.
11. Im elften Schritt werden ausgewählten Interviewpartnern die so gefundenen Kategorien vorgestellt, um herauszufinden, ob sie sich darin wiederfinden können. Dies geschieht ebenfalls aus Validitätsgründen.
12. Schritt zwölf führt alle Kategorien zusammen, und dann kann der Prozeß des Schreibens beginnen. Treten während des Schreibens Unklarheiten auf, so geht der Untersucher zurück in das Orginaltranskript oder direkt in das Tonband.
13. **und 14.** In Schritt 13 und 14 werden verschiedene Möglichkeiten des Vorgehens beim Schreiben der Ergebnisse vorgestellt. So z. B., ob der Vergleich der Ergebnisse aus der Literaturstudie innerhalb der einzelnen Kategorien erfolgt oder am Ende als Diskussion geführt wird.

1.5.3 Auswertung der Daten

Die Auswertung erfolgte strikt nach der beschriebenen Methode von Burnard (1991). Alle Schritte wurden in der genannten Reihenfolge vollzogen.

Die Schritte acht, neun und zehn wurden zu einem Schritt zusammengefaßt, indem nicht mit farbiger Kennzeichnung, Ausschneiden und Kleben gearbeitet wurde. Alle Zeilen der Interviewtranskripte wurden stattdessen fortlaufend numeriert. Die Transkripte wurden auf DIN-A3-Papier geschrieben, wobei immer nur die Hälfte eines Blattes genutzt wurde, um anschließend auf dem gleichen Blatt in der gleichen Zeile Platz für die offene Kodierung und die letztlich gültigen Kategorien zu haben. Diese Vorgehensweise ist ökonomischer im Zeitaufwand, als das Ausschneiden und Aufkleben.

Methode

1.5.4 Stichprobe

Bei der Erstellung dieses Kapitels wurden für diese Forschung acht Interviews mit erfahrenen psychiatrischen Pflegekundigen geführt, deren Lebenswelt der Alltag in einem psychiatrischen Krankenhaus ist. Dies macht die Kollegen zu Experten auf diesem Gebiet. Acht Interviewpartner sind eine eher kleine Stichprobe. Allerdings ist der Stichprobenumfang für die qualitative Forschung nicht so entscheidend, da das Interesse in der Tiefe eines Phänomens liegt und nicht in seiner Verbreitung.

Die Interviewpartner wurden außerhalb der eigenen Institution der Interviewerin gesucht, um ein vermeintlich sozial erwünschtes Verhalten gegenüber einer Vorgesetzten zu vermeiden. Die Interviewerin hofft damit auszuschließen, daß die Interviewten Dinge erzählen, von denen sie annehmen, daß die Interviewerin sie hören möchte.

Alle acht Interviewpartner sind seit mehr als zehn Jahren in der psychiatrischen Krankenpflege tätig. Fünf Interviewpartner sind Fachkrankenpfleger bzw. -schwestern für Psychiatrie. Zwei Interviewpartnerinnen arbeiten in der Funktion von Stationsleitungen. Sieben Interviewpartner arbeiteten zum Zeitpunkt des Interviews in der gleichen Institution.

1.5.5 Gütekriterien

Gütekriterien setzen sich zusammen aus dem Begriff der Reliabilität und dem Begriff der Validität. Mit Reliabilität bezeichnet man die Zuverlässigkeit eines Untersuchungsinstrumentes und mit Validität die Sicherheit, mit der ein Untersuchungsinstrument das untersucht, was es zu untersuchen vorgibt. Diese beiden Begriffe beziehen sich hauptsächlich auf die Instrumente zur strukturierten Datenerhebung, wie sie eher bei der quantitativen Forschung benutzt werden. Sie können nicht ohne weiteres auf die qualitative Forschung übertragen werden. Dennoch gibt es auch für die qualitative Forschung Gütekriterien, die sich an Reliabilität und Validität anlehnen (Polit und Hungler, 1989, S. 242–250). Beide Kriterien können Störungen unterliegen, die Forschungsergebnisse beeinträchtigen können.

Die Frage der Reliabilität ist eng verknüpft mit Irrtümern, die bei der Datenerhebung auftreten können. Schon die Auswahl der Probe birgt Gefahren für die Reliabilität, so auch in der vorliegenden Arbeit: Die Gültigkeit der Aussagen könnte dadurch beeinflußt sein, daß sieben Interviewpartner in der gleichen Institution arbeiten und dadurch in ihrem Pflegeverständnis geprägt sein könnten. Die Signifikanz ist jedoch nicht Gegenstand dieser Arbeit. Hier geht es um die Exploration von Phänomenen.

Auch die Art und Weise, wie ein Interview geführt wird, hat Einfluß auf die Reliabilität. Für die vorliegende Arbeit gilt: Alle Interviews wurden, mit

Erlaubnis der Gesprächspartner, auf Tonband aufgezeichnet und anschließend transkribiert. Das erste Transkript wurde in einer Gruppe gelesen und diskutiert, wobei deutlich wurde, daß die Art der Fragestellungen zu interpretativ war. Dies wurde bei den nachfolgenden Interviews berücksichtigt und entsprechend verändert. Im zweiten Interview wurde deutlich, daß der Begriff Alltagskompetenz für sich alleine genommen zu unklar für die Interviewpartner war, so daß in den folgenden Interviews die Eingangsfrage modifiziert und mit praktischen Beispielen für die Bedeutung von Alltagskompetenzen hinterlegt wurde.

Die Sicherheit, mit der ein Untersuchungsinstrument das untersucht, was es zu untersuchen vorgibt, die Validität also, liegt bei der qualitativen Forschung darin, wie der Forscher mit seinen Daten umgeht. Bei Polit und Hungler (1989, S. 249) wird dazu eine als Triangulation bekannte Methode vorgeschlagen. Sie beinhaltet zum einen die Triangulation der Daten, d. h. multiple Datenquellen, zum Beispiel verschiedene Interviewpartner, werden zu einem Untersuchungsgegenstand befragt. In der Arbeit zu diesem Kapitel waren dies acht erfahrene Pflegekundige. Daran schließt sich eine Triangulation der Forscher an, d. h. mehrere mit einer Analysemethode vertraute Forscher werten die gesammelten Daten unabhängig voneinander aus. Dann folgt die Triangulation von Theorien, d. h. bei der Interpretation der Daten werden verschiedene Perspektiven eingenommen. Als vierte und letzte Triangulation wird die methodologische Triangulation genannt, d. h. verschiedene Methoden, zum Beispiel Interviews und teilnehmende Beobachtung, werden benutzt, um sich einer Forschungsfrage zu nähern.

Die Schritte sechs und elf, in der von Burnard (1991) beschriebenen Methode zur Analyse von Interviewtranskripten in der qualitativen Forschung entsprechen der hier beschriebenen Triangulation von Forschern. In den Arbeiten zu diesem Kapitel wurde im sechsten Schritt ein Interviewtranskript einem in qualitativer Forschung kompetenten Diplompsychologen vorgelegt. Von neun bestehenden Kategorien stimmten im anschließenden Vergleich sieben überein. Abweichungen gab es in der Kategorie Vertrautheit, die von dem Psychologen mit dem Begriff der Alltagsnähe belegt wurde und in der Kategorie Körperlichkeit, die der Psychologe mit den Begriffen Nähe und Wärme bezeichnete. In der Diskussion wurde deutlich, daß die Unterscheidung der Begriffe Alltagsnähe und Vertrautheit gering ist, der Begriff der Körperlichkeit wurde jedoch in Körperempfinden verändert. Diese Bezeichnung umfaßt die Ausführungen der Interviewpartner klarer. Im elften Schritt wurden zwei Interviewpartnern die Kategorien vorgestellt und erläutert, um herauszufinden, ob sie sich in dieser abstrahierten Form ihrer Ausführungen wiederfinden könnten. Beide Interviewpartner konnten ihre Ausführungen in den verschiedenen Kategorien identifizieren, so daß keine Korrekturen vorgenommen werden mußten.

1.5.6 Moral-ethische Überlegungen

Moral-ethische Überlegungen müssen Teil einer jeden Forschung sein. Es gilt der Grundsatz, niemandem zu schaden, weder in körperlicher noch in psychisch-emotionaler Hinsicht (Polit und Hungler, 1989, S. 22–28). Diese Gefahr ist in dem nachfolgenden Projekt relativ gering, trotzdem gab es auch hier einige grundsätzliche Dinge zu beachten.

Die Interviewpartner stellten sich freiwillig zur Verfügung. Sie waren über das gesamte Projekt informiert, und die Ergebnisse werden ihnen auf Wunsch zugänglich gemacht. Die Interviewpartner durften die Gespräche während ihrer regulären Arbeitszeit führen, so daß ihnen kein zusätzlicher zeitlicher oder finanzieller Aufwand entstand. Tonbandaufzeichnungen wurden nur mit dem Einverständnis der Interviewpartner gemacht. Verschwiegenheit gegenüber Vorgesetzten und Kollegen sowie die Anonymisierung der Interviews wurden garantiert.

1.6 Ergebnisse

Nach der Auswertung der Interviewtranskripte läßt sich feststellen: Die befragten Pflegekundigen sind sich sicher, daß die räumliche Gestaltung, die Umgebung einer Station, Bedeutung für die Alltagskompetenzen psychiatrischer Patienten hat. Eine Pflegekraft dazu: *„Das sag' ich extra, weil ich schon glaube daß die Architektur und wie so eine Station gestaltet wird einen, hm erheblichen Einfluß auch hat, äh, was mit so einem Patienten passiert oder wofür er das nimmt."*

Es wurden insgesamt neun verschiedene Kategorien gefunden, unter denen die Bedeutung der Umgebung zum Erhalt und zur Förderung der Alltagskompetenzen psychiatrischer Patienten subsumiert werden kann:

- Reiz
- Vertrautheit,
- Funktionalität,
- Sicherheit,
- Beziehung,
- Intimsphäre,
- Identität,
- Körperempfinden,
- Kompetenz des Pflegedienstes.

Im folgenden wird die Bedeutung jeder einzelnen Kategorie beschrieben und zur Verdeutlichung mit Zitaten aus den Interviewtranskripten hinterlegt. Zuvor soll jedoch in Tabelle 1.2 eine tabellarische Aufstellung der Themen der einzelnen Kategorien vorgenommen werden.

Tab. 1.2 Aufstellung der Kategorien und Themen

Kategorie	Thema
Reiz	Anregung und Reizüberflutung
Vertrautheit	Wiedererkennen von Räumen
Funktionalität	Anzahl und Größe von Räumen
Sicherheit	Schutz der Integrität
Beziehung	Räume unterstützen Beziehung
Intimsphäre	Privatheit
Identität	Gestaltungsfreiräume
Körperempfinden	Räume, in denen Körperlichkeit gelebt werden kann
Kompetenz des Pflegedienstes	Gestalten als Pflegeaufgabe

1.6.1 Reiz

In der Kategorie Reiz finden sich zwei gegensätzliche Aspekte, zum einen der Aspekt der Anregung, der Inspiration, zum anderen der Aspekt der Störung oder Gefährdung durch Reizüberflutung. In beiden Fällen wird Reiz als ein Element verstanden, das zu einem bestimmten Verhalten stimuliert. Die Interviewpartner sehen in der räumlichen Gestaltung einer Station die Möglichkeit, gezielte Reize zu setzen und so die Alltagskompetenzen psychiatrischer Patienten zu unterstützen und zu fördern. Dabei reicht die Spannbreite dessen, was durch die räumliche Gestaltung angeregt werden soll, von der Erleichterung der Beziehungsaufnahme über das Ausführen praktischer Tätigkeiten, wie z.B. Backen oder Kochen, bis hin zur Unterstützung des Wunsches nach Selbständigkeit. Dabei soll die Gemütlichkeit einer Station dem Grad der Selbständigkeit der Patienten entsprechend zunehmen.

„Es muß tatsächlich eine Küche geben, einen Küchenraum (...) es muß möglich sein zu kochen, es muß möglich sein, den Tisch zu decken. Und dafür muß es diese Tische geben, es muß diese Stühle geben, und es muß eben auch aussehen, wie in 'ner Küche. So daß der Patient das Gefühl hat, ich bin jetzt hier in 'ner Küche, und ich mache das, was ich immer so tue in 'ner Küche, auch inspiriert wird dadurch (...) ein Stichwort ist dann die Sinnhaftigkeit des Ganzen. Es hat Sinn, in einer Umgebung die Küche ist, (...) sowas zu tun."

Der Aspekt der Reizüberflutung bezieht sich auf optische und akustische Reize. Demnach kommt eine Reizüberflutung durch grelle und schrille Farben, durch uneindeutige, verwirrende Bilder, durch einen ständigen Geräuschpegel von Radio- oder Fernsehapparaten und durch zu wenig Rückzugsmöglichkeiten zustande.

Die Interviewpartner stimmen darin überein, daß die Reizüberflutung speziell für psychotische Patienten schädigend sei und legen Wert auf eine entsprechende farbliche Gestaltung der Station sowie auf die Möglichkeit, Türen zu Fernseh- und Aufenthaltsräumen schließen zu können, denn der Aspekt der Reizüberflutung durch Lärm darf nicht vernachlässigt werden.

Interessanterweise greifen die Kollegen auf ihre eigene Alltagswelt zurück: *„Morgens um Sechs geht's da oben schon rund, das Geschreie ist störend, und das würde ich heute mehr berücksichtigen, die Lärmdämmung. Was nützt mir 'n tolles Bett wenn ich doch nich' schlafen kann."*

1.6.2 Vertrautheit

Die Kategorie Vertrautheit bezieht sich auf das Wiedererkennen von Räumen und deren Funktionen. Dabei geht es um Begriffe wie „wohnlich" und „gemütlich". Mit dem Begriff Gemütlichkeit verbinden die Interviewpartner jeweils ihren eigenen Geschmack. Dazu ein Beispiel: *„Der Aufenthalts-Fernsehraum müßte nach meiner Meinung mit Regalen, schöne Regale an die Wände und schöne bunte Bilder auch, daß da Bücher drin stehen und Spiele und so was. So sollte der sein, einladend auch mit schönen Sesseln. Mehr wie 'n Wohnzimmer würd' ich sagen, so 'n Aufenthaltszimmer 'n gemütliches."*

Sie stimmen jedoch bei dem Versuch einer allgemein gültigeren Definition des Begriffs Gemütlichkeit darin überein, daß Funktionalität das Gegenteil von Gemütlichkeit bedeutet. Gemütlichkeit macht sich an den Details der Einrichtung, wie gepolsterte Stühle, häusliche Betten und Kleiderschränke statt Spinde, fest.

Die Interviewpartner gehen davon aus, daß es in einer vertrauten Umgebung leichter ist, vertraute Dinge zu tun und daß dadurch die Alltagskompetenz der Patienten erhalten und gefördert werden kann. Dazu ein Interviewpartner, der seine Meinung am Beispiel eines Wohnzimmers verdeutlicht: *„...und in so 'nem Wohnzimmer zum Beispiel kann es wichtig sein, daß tatsächlich mal 'n Fernseher da ist, 'n Wohnzimmertisch, 'ne Couch. Daß ich lerne mich da aufzuhalten, auch mal 'n Buch lesen (...) Beispiel is' ja, ähm, bei Menschen jetzt, einfach mal 'ne Krankheit bei Menschen so mit 'ner Schizophrenie, wenn die so unruhig sind, so Unruhe haben, daß die irgendwo die Möglichkeit haben, sich niederzulassen. Das kann ich eher in 'nem Wohnzimmer, weil dat ja auch schon so heißt, Wohnzimmer, als in 'nem ste-*

rilen Krankenhausflur. (...) das is' für mich auch Alltagskompetenz in so fern als daß ich wieder lerne Ruhe zu genießen oder mich in Ruhe irgendwo niederzulassen."

An diesem Beispiel wird die Überzeugung deutlich, daß krankheitsbedingte Defizite in vertrauten Räumen leichter kompensiert werden können.

Die Reihe der Beispiele ließe sich auch für andere Räumlichkeiten fortsetzen. Dabei fällt auf, daß die Räumlichkeiten, die in der Kategorie Vertrautheit benannt werden, Räume sind, in denen soziales Leben stattfindet, wie Küche, Eßraum, Wohnzimmer, Tagesraum, Flur und Raucherzimmer, während die Anforderungen an die Patientenzimmer in andere Kategorien fallen.

1.6.3 Funktionalität

Da in der vorausgegangenen Kategorie der Begriff der Funktionalität als Gegensatz zu Vertrautheit genannt wurde, soll nun die Kategorie Funktionalität beschrieben werden.

Sie bezieht sich auf eine genügende Anzahl von Räumen, damit verschiedene Aktivitäten parallel stattfinden können. Unter anderem wird auf die Bindung von Arbeitskraft durch das Umräumen von Tischen und Stühlen bei multifunktionaler Nutzung eines Speiseraumes hingewiesen: *„Dann is' halt eben Teambesprechung im Eßraum der Patienten, wir haben keinen Therapieraum (...) für Stationsversammlungen und Morgenrunden (...) das ist eine Räumerei an manchen Tagen, dann stellen wir einen Kreis mit Tisch in der Mitte, dann wieder einen Kreis ohne Tisch und hin und her, dann wieder zum Mittagessen, danach is' Teamgespräch dann wieder alles zusammen, naja wunderbar, da sind wir nur mit Räumen beschäftigt."*

Die Kategorie der Funktionalität bezieht sich auch auf genügend Platz innerhalb eines Raumes, so daß mehrere Personen gleichzeitig z. B. in einer Küche arbeiten können, und sie bezieht sich auf die Ausstattung und Verteilung von sanitären Anlagen auf einer Station. So sollte es beispielsweise auf Stationen, wo für Patienten morgens zu einer bestimmten Zeit Therapiebeginn ist, mehrere Duschen geben, um Wartezeiten oder ein unangemessen frühes Aufstehen zu vermeiden. Die Kollegen weisen auch auf die Verteilung von Handwaschbecken hin, die es zusätzlich und außerhalb von eventuell vorhandenen Naßzellen noch geben sollte. Und die Kategorie der Funktionalität bezieht sich auf die Arbeitsräume des Pflegedienstes. Dabei geht es zum einen darum, überhaupt einen Raum ausschließlich für den Pflegedienst zu haben, und zum anderen geht es um die Ausstattung dieser Arbeitsräume. Sie sollen erlauben, in ihnen bestimmte Tätigkeiten zu verrichten und in diesem Sinne auch arbeitserleichternd, also funktional sein.

Eine Kollegin berichtet über die Erleichterung, nach einer Umbaumaßnahme einen Raum für Besprechungen zu haben: *„Wir sind froh, daß wir das haben. Man hat ja in der Woche 'n paar Mal Teambesprechung, Fallbesprechung und und. Und die Visiten sowieso. Daß die nicht mehr in unserem Dienstzimmer stattfinden da hab ich also sehr drum gekämpft. Das Dienstzimmer war immer blockiert mit Visite und Gesprächen, das ist mir eigentlich immer ein Dorn im Auge gewesen."*

1.6.4 Sicherheit

Die Kategorie Sicherheit hat mehrere Facetten. Sicherheit bedeutet einerseits Schutz vor Verletzungsgefahr, also Schutz der körperlichen Integrität. Andererseits bedeutet sie auch Schutz im Sinne eines Sich-sicher-fühlens, also Schutz der psychischen Integrität. Dazu gehören sowohl freundliche Farben als auch genügend Raum, um sich nicht durch die körperliche Nähe zu anderen bedroht zu fühlen. Sie bedeutet auch Schutz des persönlichen Eigentums. Unter dem Aspekt des Schutzes der körperlichen Integrität finden sich Forderungen nach breiten Verkehrswegen. Es finden sich Forderungen nach getrennten, nicht brennbaren Raucherräumen, nach Naßzellen ohne hohe Duschwanne, mit niedrigen Schwellen. Zum Schutz der körperlichen Integrität sagt eine Kollegin: *„Ich hätte gerne zwei weiche Zimmer auf der Station, ähm, mit weich meine ich keine Betten, nur Matratzen auf dem Boden, ähm, helle freundliche Farben, Sessel ja wie nennt man die, so rund, an denen man sich nicht verletzen kann, da wären die Patienten die ersten zwei Tage. Das würde bestimmt jede Menge Fixierungen ersparen."*

Der Aspekt des Schutzes der psychischen Integrität von Patienten soll ebenfalls an Beispielen verdeutlicht werden. Eine Interviewpartnerin berichtet von unterschiedlichen Bedürfnissen nach Nähe und Distanz bei Patienten: *„Wir haben halt auch so Kranke die das nicht aushalten mit jemand zusammen zu sein, die fühlen sich dann ständig bedroht, die müssen auch 'n Einzelzimmer haben können."*

Eine andere Facette der Sicherheit im Sinne der psychischen Integrität wird an der Ausstattung einer Station festgemacht. Dabei geht es darum, daß eine vernachlässigte, mit alten Sachen ausgestattete Station trist wirkt und dadurch krank macht, daß sie sich negativ auf die Stimmung von Patienten auswirkt. In den Bereich des Schutzes der psychischen Integrität fallen auch die Aspekte, die in der Kategorie Reiz unter dem Thema der Reizüberflutung aufgeführt wurden. Der Aspekt der Sicherheit im Sinne des Schutzes von persönlichem Eigentum soll in folgendem Zitat deutlich werden: *„Jetzt geh' ich mal von Schränken aus, also das muß so sein, daß jeder seinen eigenen Schlüssel haben kann und nicht ein Schlüssel für alle Schränke paßt."*

1.6.5 Beziehung

Eine weitere Kategorie, die mit Aspekten aus den Kategorien Reiz, Vertrautheit und Funktionalität verknüpft ist, ist die Kategorie Beziehung. Die räumliche Gestaltung einer Station soll so sein, daß sie Beziehung nicht nur zuläßt, sondern durch ihre Konzeption noch unterstützt: *„Ähm, ich will mal so sagen, die räumliche Gestaltung der Station trägt auch dazu bei, daß die Patienten eine Familie sind sozusagen oder eine Gruppe, daß sie prima harmonieren."*

Dies wird von den Interviewpartnern durch die Forderung nach Räumen zur gemeinschaftlichen Nutzung, wie Tagesraum, Raucherraum oder Speiseraum ausgedrückt. Auch in der Forderung nach überwiegend Zweibettzimmern geht es um Beziehung. Einbettzimmer soll es zwar auch geben, aber nur wenige zum Schutz von Patienten. Zweibettzimmer gelten als ideal bei den Interviewpartnern, weil zwei Menschen sich auseinandersetzen müssen und weil dies bei zwei Menschen einfacher eingeschätzt wird, als bei einer größeren Gruppe: *„Mehr als zwei in einem Zimmer sind nich' gut. Einen kann man noch rausschicken wenn man mal seine Ruhe haben will, aber zwei?"*

Bei der räumlichen Gestaltung zur Unterstützung der Beziehungsaufnahme wird Funktionalität im Sinn von nüchtern, als Gegenteil von gemütlich, als Störfaktor erlebt. Funktionalität reduziert Räume auf ihren Gebrauch zu einer bestimmten Funktion und verhindert dadurch ein Verweilen über die Funktion hinaus und ein Sich-einlassen auf Begegnungen und Kontakte.

1.6.6 Intimsphäre

Die Kategorie Intimsphäre ist, verglichen mit den Kategorien Reiz oder Vertrautheit, kleiner. Sie wird von den Interviewpartnern im Zusammenhang mit der Zahl der Patienten, die sich ein Zimmer teilen, genannt. Auch hier gilt das Zweibettzimmer als ideal, weil es übersichtlich ist und genügend Privatheit zuläßt, im Unterschied zu Mehrbettzimmern, die *„mehr an Jugendherbergen, als an alles andere erinnern"* und zu wenig Rückzugsmöglichkeiten bieten. Auch im Zusammenhang mit Beobachtungszimmern auf einer Station wird der Verlust der Intimsphäre genannt, obwohl die Kollegen dabei deutlich zwischen *„Anspruch und Notwendigkeit in der Patientenbetreuung"* unterscheiden. In Zusammenhang mit den sanitären Einrichtungen einer Station wird die Intimsphäre offensichtlich wichtig. Auch hier ist die Grenze zum Verlust der Intimsphäre mit vier Patienten erreicht. Eine Kollegin, auf deren Station sich vier Patienten eine Dusche teilen, sagt dazu: *„Zu Hause ist das auch manchmal so, aber ich denke das ist in der Fa-*

milie und ich, es sind doch fremde Leute und wenn dann jemand neu kommt ist es, ähm, die sind ja nicht krank, die liegen ja nicht im Bett. Für 'n bettlägerigen Patienten fällt das nich' so auf (...) es wäre mir zuviel an Intimität, mir das mit fremden Menschen zu teilen. (...) Wenn man schwer krank ist und auf Hilfe angewiesen, also jetzt nicht seelisch sondern körperlich krank auf Hilfe angewiesen ist, ist es ein Unterschied. Dann läßt man doch so einiges über sich ergehen. Aber wenn man vom Körper her gesund ist, vom Verstand natürlich auch, dann, ähm, dann ist es schwieriger."

Ebenso führen, nach Ansicht der Interviewpartner, Toiletten ohne durchgehende Trennwände zum Verlust von Intimität. Auch der Aspekt des Schutzes von persönlichem Eigentum aus der Kategorie Sicherheit steht in Zusammenhang mit der Intimsphäre. Eine Kollegin berichtet von einer Station, wo nicht jeder Patient einen eigenen Schrank hat: *"...aber das wäre wichtig und auch abschließbar, weil viele Patienten haben halt Sachen wo sie dran hängen, und mir wäre das auch unangenehm wenn jemand in meinen Sachen rumwühlen würde, das gehört zur Intimsphäre."*

1.6.7 Identität

Ausnahmslos alle Interviewpartner halten es für wichtig, den Patienten Möglichkeiten zu schaffen, selbst zu gestalten: Sich einrichten können, einem Raum eine persönliche Note verleihen, das gehört zu den Alltagskompetenzen und erhöht die Sicherheit im Wissen um das eigene Selbst, hebt das Selbstwertgefühl. Die Spannbreite der Gestaltungsfreiräume variiert bei den Interviewpartnern zwischen der Möglichkeit, über die Möblierung der Zimmer mitzuentscheiden und der Möglichkeit, eigene Werke aus der Kunst- und Beschäftigungstherapie aufzuhängen oder auszustellen. Auf jeden Fall sollte es die Möglichkeit geben, im Zimmer persönliche Dinge, wie z. B. Photos, zu arrangieren. Dies soll an einem Beispiel aus den Interviews verdeutlicht werden: *"Grundsätzlich würde ich für die Psychiatrie, und das gilt jetzt für alle Erkrankungen, feststellen, daß es wichtig ist als Person deutlich zu werden (...) es geht darum, vielleicht Ausdrucksformen zu schaffen, Platz zu schaffen für so was, sich auszudrücken, als Person sichtbar zu werden."*

Aufgrund der Krankheits- und Aufenthaltsdauern sollten die Patienten nach Ansicht der Kollegen lernen, sich in einer Räumlichkeit einzurichten. Sie sollten lernen, eine bestimmte Zone im Zimmer als persönlichen Raum zu nutzen und zu erleben. Dazu gehört dann auch die Entscheidungsfreiheit über die Gestaltung dieser Zone.

1.6.8 Körperempfinden

In diese Kategorie gehören Räume, die Körperlichkeit zulassen. Damit ist nicht eine Turnhalle oder ein Bewegungsraum in einer anderen Abteilung des Krankenhauses gemeint, sondern Räume auf einer Station, in denen Patienten sich abreagieren, austoben können, aber auch mit Hilfe verschiedener Materialien ihre Körperwahrnehmung üben können: *„Jetzt hab' ich so diesen Behindertenbereich ausgeklammert, aber dafür hätten wir auch gerne einen Znuselraum (...) das is' halt eben, da wird so mit Körperwahrnehmung gespielt. Also da gibt es verschiedene Materialien, Stoffe, Holz, verschiedene Formen zum Fühlen, dann gibt es aber auch eventuell ein Wasserbett oder ein Ballbecken wo die sich dann so spielen können. Um sowas geht es da."*

Der Gedanke des Austobens steht auch in Zusammenhang mit der Kategorie Sicherheit, und zwar mit den Aspekten des Schutzes der körperlichen und psychischen Integrität. Die Interviewpartner gehen davon aus, daß es zu weniger aggressiven Handlungen bei Patienten käme, wenn diese ihre Gefühle körperlich *„abreagieren"* könnten. Daraus ergäbe sich dann eine Reduzierung von *„Tabletten und Fixierungen".* Auch das Ungleichgewicht zwischen Patienten, die zum Sport die Station verlassen dürfen und den Patienten, die keinen Ausgang haben, würde damit, nach Meinung der Kollegen, reduziert, was positive Auswirkungen auf das Selbstwertgefühl der Patienten ohne Ausgang hätte.

1.6.9 Kompetenz des Pflegedienstes

Alle Interviewpartner brachten ihre Überzeugung zum Ausdruck, daß die Gestaltung einer Station eine pflegerische Aufgabe ist und sie dafür auch kompetent seien: *„Ich wüßte ganz genau wie eine Station für mein Klientel aussehen müßte."*

Allerdings würden die Interviewpartner das ganze Team in die Gestaltung miteinbeziehen, damit sind auch andere Berufsgruppen, wie Ärzte, Psychologen und Sozialarbeiter, gemeint. Sie nehmen an, daß auch die anderen Berufsgrupppen *„Wissen über Patienten haben, was die gerne mögen und so".*

Die Kollegen gehen davon aus, daß man die Patienten und ihre Bedürfnisse kennen muß, um eine Station für sie zu gestalten: *„Aber ein Großteil ist es doch pflegerische Aufgabe. Ich kann mir nicht gut vorstellen, daß so ein Innenarchitekt, der überhaupt keine Ahnung hat von Psychiatrie, sich da vorstellen kann was er da für Bilder hinhängt zum Beispiel. Vielleicht tolle Bilder, die ihm und mir gut gefallen aber für die Patienten zu reizüberflutend sind."*

Es gibt bei den Interviewpartnern den Eindruck, mit anderen Entscheidungsträgern im Krankenhaus um ein Mitspracherecht bei der Gestaltung von Stationen kämpfen zu müssen, und daß es dabei häufig bei dem Wunsch, einbezogen zu werden, bleibt. Daß es leichter fällt, nicht beim Wünschen stehen zu bleiben wenn sich die Berufsgruppe solidarisch zeigt und sich ihrer Stärken bewußt ist, spricht eine andere Interviewpartnerin aus: *„Das sind Entscheidungen, die die Verwaltung fällt, was wie genutzt wird. Also die Pflegedienstleitung war schon vorher informiert wo ich das Dienstzimmer haben möchte und fand das auch okay, und dann haben wir das so durchgesetzt."*

1.7 Die Dynamik der Kategorien

Bis jetzt wurden die Kategorien einzeln beschrieben. Es deutet sich jedoch an, daß sie nicht als einzelne Größen statisch nebeneinander stehen, sondern voneinander abhängen, sich gegenseitig bedingen und positiv oder negativ beeinflussen.

So scheint der Aspekt des Anreizes positiven Einfluß auf die Vertrautheit zu nehmen und umgekehrt. Auch die Kategorien Sicherheit, Beziehung, Identität und Körperempfinden scheinen durch den Aspekt des Anreizes positiv beeinflußt. Der Aspekt der Reizüberflutung scheint sich störend auf die Kategorien Sicherheit und Identität im Sinne des Schutzes der psychischen Integrität auszuwirken.

Die Kategorie Funktionalität könnte im Widerspruch zu Vertrautheit und Beziehung stehen, aber Schutzfunktion im Bereich der Intimsphäre haben, gleichwohl sie auch dort störend wirken könnte, wie am Beispiel des Beobachtungszimmers deutlich wurde. Es scheint auch eine Schnittstelle zur Kategorie Sicherheit zu geben: Genügend Platz in einem Raum ist funktional und sorgt gleichzeitig dafür, daß sich Patienten nicht durch zu große körperliche Nähe bedroht fühlen.

Die Kategorien Körperempfinden und Intimsphäre scheinen beide einen positiven Einfluß auf die Kategorie Sicherheit in den Aspekten der körperlichen Integrität und des Schutzes des persönlichen Eigentums zu haben.

Es scheint, daß die Kategorie Identität einen positiven Einfluß auf die Sicherheit im Sinn der psychischen Integrität von Menschen hat: Indem sie Ausdrucksmöglichkeiten für die eigene Person finden, können sie sich ihres Selbsts sicher sein.

Die Kategorie Kompetenz des Pflegedienstes scheint alle genannten Verbindungen zusammenzuführen, sie gleichsam zu umhüllen. Sie bedeutet das Wissen um diese Bedürfnisse und ihr Zusammenspiel.

Abb. 1.1 Vernetzung und Interaktion der Kategorien

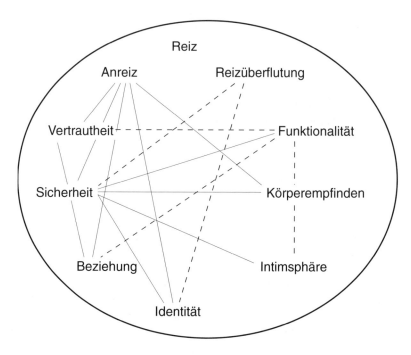

Legende:

⌯ Kompetenz des Pflegedienstes
— beeinflußt günstig
---- beeinflußt ungünstig

Schaut man sich die hier aufgezeigte Dynamik in einer grafischen Darstellung an, so fällt auf, daß es eine Kumulation von Verbindungen im Bereich der Kategorie Sicherheit gibt (Abb. 1.1).

Juchli (1976, S. 33) nennt als erstes der fundamentalen menschlichen Bedürfnisse das Bedürfnis nach Sicherheit und bezieht sich dabei auf die Hierarchie der Bedürfnisse nach Maslow. Auch Roper (1992, S. 149–180) beginnt in ihrem Buch „Die Elemente der Krankenpflege" den dritten Teil,

"Krankenpflege und die Aktivitäten des täglichen Lebens", mit dem Kapitel „Für eine sichere Umgebung sorgen". Hier schließt sich der Kreis zu den Pflegetheoretikerinnen wieder. Dies läßt zwei mögliche Schlüsse zu:

1. Wenn eine Theorie richtig ist, dann kann man sie auch in den Phänomenen der Praxis wiederfinden.
2. Die Kollegen verdanken ihre berufliche Prägung diesen Theoretikerinnen und haben diese Prägung so verinnerlicht, daß sie nun in allen Aussagen über berufliches Handeln und Professionalität zu Tage tritt.

1.8 Diskussion

1.8.1 Vergleich der Ergebnisse aus Literatur und Interviews

Vergleicht man die Ergebnisse aus der Literaturstudie mit den Kategorien aus den Interviews, so findet sich eine teilweise Übereinstimmung. So weisen die philosophisch-konzeptionellen Überlegungen aus der Literaturstudie Parallelen zu den in den Interviews gefundenen Kategorien auf. Ruft man sich die dort beschriebenen Grundgedanken noch einmal in Erinnerung: Stätte der Behandlung, Schutz und Geborgenheit, Humanität, Verständnis, familiäre Umgebung, und es darf keine Unterbrechung zur gewohnten Umgebung sein, so drängt sich die Zuordnung zu den Kategorien Vertrautheit und Sicherheit aus den Interviews förmlich auf. Die in den philosophisch-konzeptionellen Überlegungen beschriebenen, eher theoretischen Grundgedanken finden so ihre Entsprechung in den Aussagen der Interviewpartner, die aus der Praxis kommen.

Die in der Literaturstudie beschriebenen Patientengruppen werden von den Interviewpartnern nicht in gleichem Maße differenziert. Sie unterscheiden zwischen Menschen mit Psychosen und Menschen mit anderen psychiatrischen Erkrankungen. Die Gruppe der gerontopsychiatrischen Patienten zählen sie zu den Psychosekranken. In allen Interviews kam die Überzeugung der Interviewpartner zum Ausdruck, Patienten, nach Diagnosen getrennt, auf verschiedenen Stationen zu betreuen und zu pflegen, sei angemessener, als mit verschiedenen Diagnosen durchmischte Patientengruppen zu betreuen. Sie gingen davon aus, daß unterschiedliche Patientengruppen unterschiedliche Bedürfnisse haben. Da die Interviewpartner dabei von einer anderen Form des Umgangs mit Patienten und nicht von grundsätzlich anderer räumlicher Gestaltung ausgingen, wurde dazu keine eigene Kategorie gebildet. Die Verschiedenartigkeit der Beziehung und des Umgangs mit an verschiedenen psychiatrischen Erkrankungen leidenden Patienten war nicht Gegenstand dieser Untersuchung.

Die in der Literaturstudie gefundenen Aussagen zur räumlichen Anordnung der Station und zur Zimmergröße finden ihre Entsprechung in der Kategorie Beziehung. Dies wurde jeweils durch die Forderung nach Räumen zur gemeinschaftlichen Nutzung und nach Zweibettzimmern ausgedrückt. Lediglich die englischsprachige Literatur weicht mit der Beschreibung von Vier- bis Sechsbettzimmern davon ab.

Wie in der Kategorie Intimsphäre beschrieben, liegt die Grenze zum Verlust der Intimität für die Interviewpartner beim Dreibettzimmer. Die deutschsprachige Literatur schließt sich dem an. Interessant wäre es, zu schauen, ob es möglicherweise ein im jeweiligen Kulturbereich unterschiedliches Verständnis von Privatheit oder Intimsphäre gibt, was diese Abweichung oder diesen Unterschied erklären würde.

Die Beschreibung der Möblierung und Einrichtung einer Station aus der Literaturstudie stimmt völlig mit der Kategorie Vertrautheit überein. In der Literatur finden sich dazu Beschreibungen wie: Die Einrichtung der Station soll wohnlich sein, sie soll einen hohen Vertrautheitsgrad besitzen und die Patienten an ihr früheres Leben erinnern. Dies kommt auch in annähernd gleichem Wortlaut in den Zitaten aus den Interviews in der Kategorie Vertrautheit zum Ausdruck.

In Bezug auf die Erwartungen an das Verhalten von Patienten als Reaktion auf die räumliche Gestaltung finden sich Beschreibungen aus der bearbeiteten Literatur, die teilweise den Aspekten des Anreizes aus der Kategorie Reiz entsprechen, so zum Beispiel die Erwartung, daß Patienten durch die räumliche Gestaltung selbständiger werden. Im Vergleich der Ergebnisse aus der Literaturstudie mit den Kategorien aus den Interviews finden sich aber auch Unterschiede.

Die farbliche Gestaltung einer Station wurde in der bearbeiteten Literatur nur von vier Autoren, die damit eine angenehme Atmosphäre und Kontraste schaffen wollten, erwähnt. Hier findet sich ein deutlicher Unterschied in der Gewichtung der farblichen Gestaltung zu den Interviewpartnern. Bei den Interviewpartnern tritt die farbliche Gestaltung in mehreren Kategorien in Erscheinung: In der Kategorie Reiz unter dem Aspekt der Reizüberflutung und in der Kategorie Sicherheit unter dem Aspekt des Schutzes der psychischen Integrität von Menschen. Die Aussagen in der Kategorie Körperempfinden wurden in der Literatur lediglich im Sinne des Abreagierens gestreift, und zwar findet sich bei der Beschreibung des von den Patienten erwarteten Verhaltens als Reaktion auf die räumliche Gestaltung die Erwartung, daß die Patienten ihren starken Bewegungsdrang ausleben sollen. Nähere Aussagen finden sich dazu nicht.

Die Bedeutung, die die Kategorie Identität für die Interviewpartner hat, läßt sich zu keinem Inhalt aus der bearbeiteten Literatur in Beziehung setzen. Dort finden sich an keiner Stelle Aussagen über Gestaltungsfreiräume für Patienten, weder im Bereich der philosophisch- konzeptionellen Überlegungen, noch im Bereich der Möblierung oder Einrichtung einer Station. Daß das „Sich-einrichten-können" zu den Alltagskompetenzen gehört und damit eine Fähigkeit ist, die es zu erhalten und zu fördern gilt, ist also eine spezifisch pflegerische Auffassung, die in dieser Untersuchung deutlich wurde.

1.8.2 Schlußfolgerungen

Wie im Vergleich der Ergebnisse aus der Literaturstudie mit den Kategorien aus den Interviews mit in der Psychiatrie erfahrenen Pflegekundigen deutlich wurde, gibt es sowohl Übereinstimmungen als auch Unterschiede im Wissen um die Wirkung räumlicher Gestaltung auf die Alltagskompetenz psychiatrischer Patienten. Deutlich wurde ebenfalls die Verschiedenartigkeit der Annäherung an das Thema:

Die Autoren der in der Literaturstudie bearbeiteten Veröffentlichungen beziehen sich mit einer Ausnahme auf ihre Erfahrung und Meinung. Sie tun das in einer abstrahierten, eher theoretischen Form, indem sie nicht von ihren konkreten Erfahrungen am Beispiel der eigenen Arbeit berichten, sondern sich auf das Wissen ihrer jeweiligen Berufsgruppe beziehen. Folgerichtig geht es ihnen deshalb auch nicht um die Alltagskompetenzen von Patienten, sondern um den Beitrag, den jede Berufsgruppe fachspezifisch zur Gesundung von psychiatrischen Patienten leisten kann.

Die Interviewpartner beziehen sich ebenfalls auf ihre Erfahrung. Sie tun das mit konkreten Beispielen aus ihrem beruflichen Alltag, mit praktischem Wissen. Die Beschäftigung mit den Alltagskompetenzen der Patienten macht einen wesentlichen Teil der psychiatrischen Krankenpflege aus. Wie im Vergleich der Ergebnisse aus der Literaturstudie mit den Kategorien aus den Interviews an der Kategorie Identität deutlich wurde, ist dieses Wissen fachspezifisch für die Berufsgruppe der Pflegenden.

1.8.3 Empfehlungen

Das oben genannte praktische Wissen ist, wie diese Untersuchung gezeigt hat, zumindest bei den acht Interviewpartnern vorhanden. Es zu sammeln, zu systematisieren und in einer Folgeuntersuchung seine Signifikanz zu beweisen, könnte eine Aufgabe der Pflegeforschung sein. Ebenso könnte es sinnvoll sein, die sich andeutende Dynamik der Kategorien in einer Korrelationsforschung zu überprüfen. Anschließend wäre es notwendig zu untersuchen, welche Bedeutung die räumliche Gestaltung einer Station für die Alltagskompetenzen aus der Sicht der Patienten hat, um dann die beiden Untersuchungen miteinander zu vergleichen und so zu gesicherten Aussagen über die Gestaltung psychiatrischer Stationen zu kommen.

Bei dieser Untersuchung wurde die Einigkeit der Interviewpartner dahingehend deutlich, daß bestimmte gestalterische Elemente den Patienten schaden oder ihre Sicherheit bedrohen können. Wenn der ethische Grundsatz „Vor allem, nicht schaden" (Polit und Hungler, 1989, S. 23) auch für die Pflegeforschung gilt, so muß er erst recht für die Pflegepraxis gelten. Das bedeutet, daß es nicht, wie bisher, dem einzelnen Berufsangehörigen überlassen bleiben kann, sich dieses Wissen in der Praxis anzueignen. Deswegen sollte der Lerninhalt „Räumliche Gestaltung und ihre Wirkung auf die Alltagskompetenz psychiatrischer Patienten" in den psychiatrischen Unterricht an Krankenpflegeschulen aufgenommen werden. Dadurch kann dazu beigetragen werden, daß Pflegekundige dieses Wissen im beruflichen Alltag systematischer berücksichtigen.

Wie in der Kategorie Kompetenz des Pflegedienstes in Abschnitt 1.6.9 beschrieben, sind die Kollegen sich sicher, in den Fragen der räumlichen Gestaltung kompetent zu sein. Sie haben aber den Eindruck, mit anderen Entscheidungsträgern im Krankenhaus um eine Mitentscheidung bei der Einrichtung von Stationen kämpfen zu müssen und glauben, eine schlechte Lobby zu haben. Im zunehmenden Konkurrenzdruck der Krankenhäuser untereinander entscheidet sich die Wahl der Patienten an der Qualität eines Hauses. Die räumliche Gestaltung einer Station und der daraus resultierende Erhalt von Alltagskompetenzen kann erheblich zur Lebensqualität von Patienten beitragen.

Die aus diesem Kapitel resultierende Empfehlung an das Pflegemanagement ist es daher, sich für die Einbeziehung der Kollegen auf der Station einzusetzen und so deren Fachkompetenz zu nutzen, um die Qualität ihrer Häuser zu erhalten und zu verbessern.

Das Prinzip der Qualitätszirkelarbeit ist eine Möglichkeit der Umsetzung dieser Empfehlung. Dabei wird davon ausgegangen, daß der einzelne Mitarbeiter an seinem jeweiligen Arbeitsplatz der eigentliche Experte ist, der am besten über den Gegenstand seiner Arbeit und die dafür notwendigen Bedingungen Bescheid weiß. Die in diesem Kapitel beschriebene Untersuchung hat gezeigt, daß es diese Fachkompetenz bei den Kollegen auch gibt, denn *„eine so gestaltete Station sorgt für Kompetenz im Denken und Handeln."*

1.9 Literatur

Aeschbacher, K., Buergin, E.: Gedanken zum Bau psychiatrischer Kliniken am Beispiel des Erweiterungsbaus der Kantonalen Psychiatrischen Klinik Liestal. Medita 5, No. 2, S. 37–41, Solothurn, 1975

Amiel, R.: Psychiatric architecture and sociotherapy. World Hospitals 12., S. 69–74, Oxford, 1976

Bailly-Salin, P.: Discussion group 3: psychiatry and architecture. World Hospitals 12, S. 80–82, Oxford, 1976

Bundesarbeitsgemeinschaft Leitender Krankenpflegepersonen e. V..: Leitfaden zur Stellenbeschreibung für Pflegedirektorinnen/Pflegedirektoren, 1. Auflage. Hrsg.: Förster, M. et al., BALK e. V., Ratingen, 1994

Beil-Hildebrand, M.: Architektonische und künstlerische Gestaltung im Pflegebereich. Deutsche Krankenpflegezeitschrift: Beilage Dokumentation Aus- und Fortbildung. Verlag Kohlhammer, Stuttgart, 45: Heft 12, 1992

Bensinger, H.: Rationalisierung beim Bau psychiatrischer Krankenhäuser. Deutsche Bauzeitschrift 24: 605–608, 1976

Burnard, Ph.: A method of analysing interview transcripts in qualitative research. Longman Group UK Ltd., Nurse Education Today, Heft 11, 461–466, 1991

Bode, P.: Ein Bau, der heilen hilft. Art 9, S. 62–66, Hamburg, 1988

de Graaf, K. et al.: Florence Nightingale: Moderne Krankenpflege. In: Marriner-Tomey, A. (Hrsg.): Pflegetheoretikerinnen und ihr Werk, S. 116–135. Recom-Verlag, Basel, 1992

Fawcett, J.: Analysis and Evaluation of Conceptual Models of Nursing. 2nd Edition. F. Davis Company, Philadelphia, 1989

Foli, K. et al.: Myra Esther Levine: Vier Erhaltungsprinzipien. In: Marriner-Tomey, A. (Hrsg.): Pflegetheoretikerinnen und ihr Werk, S. 566–580. Recom-Verlag, Basel, 1992

Goodman, H.: Architecture and psychiatry – what has been achieved? World Hospitals 12, S. 75-79, Oxford, 1976

Grypdonck, M.: Writing a literature review. In: Module Literaturstudie. Master of Science Degree Course, Hogeschool Midden Nederland, 1994

Harris, S. M. et al.: Betty Neuman: Systemmodell. In: Marriner-Tomey, A. (Hrsg.): Pflegetheoretikerinnen und ihr Werk, S. 528–563. Recom-Verlag, Basel, 1992

Holahan, C., Saegert, S.: Behavioural and attitudinal effects of large scale variations in the physical environment of psychiatric wards. Journal of abnormal Psychology, 82, Seite 454–462, Dez. 1973

Ittelson, W., O'Hanlon, T.: Behaviour science and the rationalisation of architectural design. World Hospitals 12, S. 59–62, Oxford, 1976

Juchli, L.: Allgemeine und spezielle Krankenpflege: ein Lehr-und Lernbuch. Didaktische Mitwirkung: A.Vogel. 2. überarbeitete und erweiterte Auflage. Georg Thieme Verlag, Stuttgart, 1976

Knox, M.: Bauen für kranke Menschen. Bauwelt 73: 46–49, 1982

Lawton, P. et al.: Architecture for the mentally impaired elderly. Environment and Behaviour, 16, Seite 730–757, 1984

Lind, S., Heeg, S.: Modelle kompensatorisch-therapeutischer Raum- und Milieugestaltung für eine psychogeriatrische Abteilung. Deutsche Krankenpflegezeitschrift, Verlag Kohlhammer, Stuttgart, Heft 1, 1/1990: 24–28, 1990

Marriner-Tomey, A. (Hrsg.): Pflegetheoretikerinnen und ihr Werk. Recom-Verlag, Basel, 1992

Matthews, R.: The psychological and social effect of design. World Hospitals 12, 63–68, Oxford, 1976

Mayring, Ph.: Einführung in die qualitative Sozialforschung: eine Anleitung zu qualitativem Denken, 2. Auflage. Psychologie-Verlags-Union, Weinheim, 1993

Meleis, A.: Theoretical Nursing: Development & Progress. J. B. Lippincott Company, Philadelphia, 1985

Minde, R., Haynes, E., Rodenburg, M.: The ward milieu and its effects on the behaviour of psychogeriatric patients. Canadian Journal of Psychiatry 35:133–138, 1990

Osmond H.: Function as the basis of psychiatric ward design. Mental Hospitals, April 1957

Polit, D., Hungler, B.: Essentials of Nursing Research: Methods, appraisal and utilisation. 2nd edition. J. B. Lippincott Company, Philadelphia, 1989

Roper, N.: Für eine sichere Umgebung sorgen. In: Roper, N.; Logan, Tierney, A. (Hrsg.): Die Elemente der Krankenpflege. 4. Auflage. Recom-Verlag, Basel, 1992

Schmieg, P.: Die psychiatrische Abteilung im Akutkrankenhaus am Beispiel des Städtischen Klinikums Karlsruhe. Krankenhaus Umschau 12/90:945–955, 1990

Schnepp, W., Reader, J.: Zusammenstellung für PDL 3. 9./10. Trimester 1994. Katholische Fachhochschule Norddeutschland, Osnabrück, 1994

Schröck, R.: Forschung in der Krankenpflege: Methodologische Probleme. In: Käppeli, S., Meier, M.: Pflege 1, Heft 2, S. 84–93. Verlag Hans Huber, Bern, Göttingen, Toronto, Seattle, 1988

Sommer R.: Social interaction on a geriatric ward. International Journal social Psychiatry, 4, Seite 128–133, 1958

Winkler, W.: Gesichtspunkte zum Bau psychiatrischer Krankenhäuser. Bauwelt 3, 1866–1871, 1972

2 Alltagserleben in einem Wohnheim

Ralf Wippermann

2.1 Einleitung

An einem Novembermorgen des Jahres 1974 betrat ich zum ersten Mal das Landeskrankenhaus in X. Ein wortkarger Krankenpfleger führte mich durch die Einrichtung.

Unterwegs begegneten uns sogenannte Arbeitskolonnen, Gruppen von Patienten, die von blaubekittelten Mitarbeitern zu ihren Arbeitsstätten im Krankenhausgelände geführt wurden. Die Menschen zogen schweigend, ohne ihrer Umgebung Beachtung zu schenken, an uns vorüber.

Mein Begleiter schloß die Tür zu einer geschlossenen Station auf und erklärte mir, daß hier viele „schwierige" Männer untergebracht seien. Ich sah diese Männer schweigend und teilnahmslos im sogenannten Tagesraum sitzen. Von den kahlen Wänden blätterte teilweise die Farbe ab. Die hohen, schmucklosen Fenster waren vergittert. Ich bemerkte einen durchdringenden Geruch nach Urin, Tabakrauch und oft getragener Kleidung.

Während der nächsten Tage meiner Krankenpflegeausbildung erfuhr ich, daß in diesem Krankenhaus 1200 Patienten und Patientinnen unter ähnlichen Bedingungen lebten. Die beschriebenen Zustände gehören der Vergangenheit an. Heute hat dieses Krankenhaus noch 450 Patienten.

Ein großer Teil der chronisch psychisch Kranken wurde in den siebziger Jahren in überall entstehende Wohnheime entlassen. Dies bedeutete für diese Menschen jedoch nicht immer zwangsläufig eine Verbesserung. In manchen Fällen übernahmen diese Wohnheime von den Krankenhäusern nahtlos die „Verwahrungsfunktion". Diese Phasen des Aufbruchs, der Ratlosigkeit und der Neubesinnung der Heime erlebte ich als Krankenpfleger und Heimleiter mit.

Das Wohnheim und unsere Problematik im Umgang mit chronisch psychisch Kranken werde ich kurz beschreiben. Das Wohn- und Übergangswohnheim H. ist eine dezentralisierte Einrichtung mit 72 Plätzen, in der seelisch Behinderte beiderlei Geschlechts im Alter von 18 bis 65 Jahren in kleinen Wohneinheiten leben. Insgesamt 23 Wohneinheiten verteilen sich auf sieben verschiedene Häuser, in denen die WohnheimbewohnerInnen zum Teil auch mit Nichtbehinderten in Nachbarschaft zusammenleben. Die kostenrechtliche Grundlage für die Heimunterbringung bilden die §§ 39 und 40 des Bundessozialhilfegesetzes, die die Wiedereingliederung seelisch Behinderter regeln.

Das Wohnheim ist zwar eine stationäre Einrichtung, aber da die Wohneinheiten über das gesamte Stadtgebiet verstreut sind, ist das Pflege- und Betreuungspersonal nicht ständig anwesend. Nur in einem Wohnbereich, in dem neue BewohnerInnen zunächst Aufnahme finden, sind MitarbeiterInnen rund um die Uhr anwesend. In den anderen Bereichen macht das Pflege- und Betreuungspersonal zu unterschiedlichen Zeiten und nach Vereinbarung Hausbesuche.

Die medizinische Behandlung findet außerhalb des Wohnheims in den Praxen niedergelassener Ärzte statt.

Die Ziele für die BewohnerInnen der Einrichtung sind der Wiedererwerb von Alltagskompetenzen, das Erlernen von angemessenen Handlungsmustern, um krankheitsbedingte Behinderungen auszugleichen, das Erreichen größtmöglicher Selbständigkeit und, wenn möglich, die Entlassung aus der Einrichtung.

Zwischen den betroffenen BewohnerInnen und den MitarbeiterInnen besteht weitgehend Übereinkunft hinsichtlich der angestrebten Ziele mit Ausnahme mit den Bewohnern eines Bereiches: Keiner der dort bereits seit vielen Jahren lebenden Männer wünscht seine Entlassung. Der Tagesablauf und die Kommunikation untereinander wirken ritualisiert und folgen anscheinend bestimmten, für Außenstehende nicht begreifbaren Regeln. Angebotene Hilfen des Pflege- und Betreuungspersonals bei tagesstrukturierenden Maßnahmen sowie bei der Reinigung der Zimmer und der Kleidung werden von den Bewohnern nicht angenommen. Die scheinbare Unbeeinflußbarkeit und mangelnde Kooperation der Bewohner führen dazu, daß die Mitarbeiter sich frustriert aus diesem Bereich zurückziehen und diese Bewohner sich selbst überlassen. Dieses Verhalten ist möglicherweise Ausdruck der Unwissenheit über das alltägliche Leben und die Wünsche und Bedürfnisse dieser Menschen.

2.2 Literaturstudie

Aus den oben dargestellten Gründen wurde daher zunächst in der Literatur nach vorhandenem Wissen über das Alltagsleben chronisch psychisch Behinderter gesucht und untersucht, worauf sich dieses Wissen stützt.

2.2.1 Literatursuche

Gleich zu Beginn der Recherche fiel eine fehlende Klarheit der Begriffsdefinitionen auf: Von zahlreichen Autoren werden die Begriffe „therapeutische Wohngemeinschaft", „therapeutische Gemeinschaft", „betreutes Wohnen", „Wohngruppe", „geschütztes Wohnen" und „betreute Wohngemeinschaft" nicht einheitlich verwendet.

Bereits 1977 wurde von Teusch (1977, S. 1–4) die therapeutische Gemeinschaft als Teil der Anstaltsversorgung definiert, was andere Autoren aber nicht daran hinderte, diesen Begriff für Wohnformen außerhalb des Krankenhauses zu verwenden. Ein Fachausschuß der Bundesarbeitsgemeinschaft der überörtlichen Sozialhilfeträger hat 1987 in einer Empfehlung die Begriffe Einzelwohnung, Wohngemeinschaft, Heim, Wohnheim, Wohngruppe, Außenwohngruppe, Trainingswohngruppe und Wohngruppe definiert (Betreutes Wohnen, Arbeitsmaterialien, 1988, S. 109–112), aber auch dies führte bisher zu keiner Vereinheitlichung.

Es wird in der Literatur nicht immer deutlich, ob es sich um eine zu einem Wohnheim gehörende Wohn- oder Außenwohngruppe oder um eine Wohngemeinschaft entlassener Krankenhauspatienten handelt, die in selbstbestimmter Entscheidung zusammenleben, oder ob ein Dritter über die Wohnform und die Zusammensetzung der Gruppe entscheidet.

Die Beschränkung auf den Begriff „Wohnheimgruppe" hätte die verwertbare Literatur verringert. Da dies bei der herrschenden Begriffsverwirrung nicht zulässig erschien, wurde nun gesucht nach Literatur über die Gestaltung des alltäglichen Lebens durch chronisch psychisch Kranke, die sich nicht im Krankenhaus, nicht in der Familie und nicht in einer Einzelwohnung aufhalten. Durch Sichtung eigener Bestände ergab neun Quellen.

Die computergestützte Literatursuche fand über DIMDI (Deutsches Institut für Medizinische Dokumentation und Information) in der Datei Heclinet statt.

Weil die Untersuchung dem Alltagserleben in einem Wohnheim dieser Region galt, blieb die Recherche auf die deutschsprachige Literatur beschränkt. Eine weitere Einschränkung bestand in der Suche über den Zeitraum der letzten 20 Jahre, da der überwiegende Teil der deutschen Wohnheime nach 1975 als Folge der Veröffentlichung der „Psychiatrie-Enquête" entstand.

Die Suche unter dem Stichwort „Alltag psychisch Kranker", das durch die Stichworte „Wohnheim" und „betreutes Wohnen" weiter eingeengt wurde, ergab 68 Quellenangaben, die wie folgt selektiert wurden:

- 6 Quellen wurden nicht in die Untersuchung aufgenommen, weil sie sich mit gesellschaftspolitischen Gegebenheiten beschäftigten.

- 7 Quellen hatten berufspolitische Auswirkungen zum Inhalt und entfielen somit.
- 14 Quellen wurden nicht ausgewertet, weil ihr Schwerpunkt auf dem psychiatrischen Krankenhaus lag.
- 13 Quellen hatten Aspekte der Betreuung gerontopsychiatrischer Patienten oder geistig Behinderter zum Inhalt.
- 14 Quellen hatten medizinische und juristische Schwerpunkte zum Thema.
- 3 weitere Quellen beschäftigten sich überwiegend mit der Architektur.
- Von den verbliebenen 11 Quellen war 1 bereits bekannt, 2 behandelten, wie sich beim Lesen herausstellte, medikamentöse Aspekte der Behandlung, und von den verbliebenen 8 konnten 4 in der zur Verfügung stehenden Zeit nicht beschafft werden.

Das nun zur Verfügung stehende Material war sehr unterschiedlich. Der überwiegende Teil bestand aus Tagungsberichten und Vortragstexten von in der Psychiatrie Tätigen; 3 Quellen beruhten auf wissenschaftlichen Untersuchungen, und 2 Quellen beinhalteten Aussagen Betroffener in Form eines Romans und von Interviewausschnitten in einem Bildband.

Trotz dieser Unterschiedlichkeit in der Form finden sich einige Aspekte in der gesichteten Literatur immer wieder.

2.2.2 Bearbeitung der Literatur

Die Literatur wurde entsprechend dem Aufsatz von Grypdonck (1994) in qualitativer Weise behandelt.

2.2.2.1 Nähe und Distanz

„Jemanden, der mir länger Wärme und Geborgenheit geben kann, ersehn' ich mir schon sehr", sagt Ulla J. (Tobias, 1984, S. 19) und gibt damit ihrem Wunsch nach Nähe zu einem Menschen Ausdruck. Der Wunsch nach Partnerschaft und Freundschaft wird von jedem Interviewpartner in diesem Buch wiederholt geäußert.

Birgt Sch. (Tobias, 1984, S. 53) nennt als Motiv den Wunsch, in einer Partnerschaft die in der Vergangenheit erlittenen Verletzungen vergessen und Probleme der Gegenwart bewältigen zu können. Dafür wird auch Anstrengung investiert. So berichtet der Ich-Erzähler in Mannsdorffs „Das verrückte Wohnen", wie er lange Wege auf sich nimmt, um erkrankte Freunde in den Kliniken zu besuchen. Auch hier wird der Wunsch nach Sich-geborgen-fühlen in der Gruppe oder in der Gemeinschaft mit einem einzelnen Menschen häufig beschrieben. Kleine Gesten, wie das Verschenken einer

Zigarette, drücken ein starkes Zusammengehörigkeitsgefühl, gegründet auf die gemeinsame Erfahrung des Krankseins, aus. Mannsdorff (1994, S. 17) schreibt: *„Wir unterhalten uns über unsere Klinikerfahrungen wie alte Kriegsveteranen."*

Wenn der Ich-Erzähler sich dann an anderer Stelle über die mangelnde Solidarität der Betroffenen beklagt und den Wunsch äußert, dieser Gemeinschaft zu entkommen, erscheint das wie ein Widerspruch. Aber diesen Überdruß schildern die Betroffenen in dem Bildband von Tobias (1984, S. 112) ebenso: *„Oft gehen mir die anderen auf den Geist"*, sagt Horst St.

Wenn andere Betroffene die Wichtigkeit des eigenen Wohnraums betonen, steht möglicherweise neben dem Stolz auf das Besitztum auch der Wunsch nach einer Rückzugsmöglichkeit dahinter.

Dies ist jedenfalls ein Ergebnis einer Untersuchung von Schneemann (1993, S. 225–267). In den narrativen Interviews, die sie mit Bewohnern einer Wohngruppe führte, sagten alle Betroffenen, daß das eigene Zimmer auch als Schutzraum diene, um gegenseitige Störungen zu vermeiden und Rückzugsbedürfnisse zu befriedigen.

Für die untersuchten Bewohner waren die Mitbewohner wichtig als Gesprächs- und Freizeitpartner und als helfende und vertraute Mitmenschen. Gleichzeitig klagten sie aber über die Unruhe, die das Zusammenleben mit sich bringt und über daraus resultierende Gefühle der Bedrohung, Ängste und Kränkungen.

Auf diesen Widerspruch zwischen einfühlendem Verhalten und Abgrenzungstendenzen weist auch Berger (1989, S. 129–200) in einer Einzelfallstudie hin: *„Die Gruppensituation ist wechselnd und widersprüchlich, mal tatsächlich das Gefühl einer schützenden familienähnlichen Situation vermittelnd, mal von Auseinandersetzungen und Interessengegensätzen geprägt: Aber häufiger noch ist es von Distanz, Vorsicht und Rückzug bestimmt"* (Berger, 1989, S. 171). Seine Interviewpartnerin bewertet das Zusammenleben und die Kontakt- und Gesprächsmöglichkeiten im Nachhinein als positiv. In der übrigen Literatur wird zu diesem Aspekt lediglich darauf hingewiesen, daß es gerade in kleinen Wohneinheiten unabdingbar ist, Rückzugsmöglichkeiten für die Bewohner vorzuhalten, damit sie die große Nähe aushalten können (Decker und Hofstetter, 1991, S. 66; Schmidt-Rüther, 1990, S. 129).

Wenn die Betroffenen in der Literatur selbst zu Wort kommen, fällt auf, daß der Wunsch nach Nähe zumindest gleichberechtigt neben dem Wunsch nach Distanz steht. Dies offenbart sich auch in den qualitativen Studien der beiden Psychologen Schneemann (1993, S. 225–267) und Berger (1989). In den Erfahrungsberichten der Krankenschwestern Decker (1991, S. 59–68) und Schmidt-Rüther (1990, S. 125–130) und der Ergotherapeutin Hofstetter (1991, S. 59–68) wird Nähe dagegen eher als eine Belastung der Bewohner gesehen. Außerdem fällt auf, daß die Mitarbeiter in den Einrichtungen zu diesem Aspekt kaum erwähnt werden. Lediglich Mannsdorff (1994, S. 33–43) gibt in einem Kapitel eine freundlich-distanzierte Beschreibung der Mitarbeiter. Er läßt dabei den Eindruck entstehen, daß diese in einer anderen Welt leben und keinen Anteil am Leben der Behinderten haben. Dagegen schreiben die Krankenschwester und die Ergotherapeutin, daß die Mitarbeiter täglich um ihre Distanz „*kämpfen*" müßten und empfehlen, Rückzugsmöglichkeiten auch für die Mitarbeiter zu schaffen (Decker und Hofstetter, 1991, S. 66).

2.2.2.2 Ablehnung und Akzeptanz

„Die meisten Leute draußen wissen nichts über unsere Probleme und wollen mit uns auch nichts zu tun haben, weil sie denken, wir wären panne" (Tobias, 1989, S. 125–126). In dieser ungeschönten Umgangssprache teilt Horst St. seine Erfahrung mit der Ablehnung durch die Umwelt mit und liefert auch gleich seine Erklärung für dieses Verhalten: Unwissenheit.

Auch Sonja Sch. beklagt den Umstand, daß die Leute auf der Straße nicht wissen, daß die Einnahme von Psychopharmaka körperliche Veränderungen hervorrufen kann (Tobias, 1984, S. 150). Neben der Unwissenheit ist aber auch das Wissen über mögliche Ausfallzeiten im Arbeitsleben psychisch Behinderter Grund zur Ablehnung dieser nicht mehr so uneingeschränkt Leistungsfähigen (Tobias, 1984, S. 102). Verwandte und Freunde aus früherer Zeit wenden sich von den Betroffenen ab, häufig reagieren sie damit aus Angst und Unverständnis auf ihnen nicht erklärbares Verhalten (Mannsdorff, 1994, S. 33).

Die derart Zurückgewiesenen entwickeln zunehmend Angst vor dem „Nicht-bestehen-können" und große Sensibilität für tatsächliche oder vermutete Verletzungen durch kleine oder auch durch unterlassene Gesten (Mannsdorff, 1994, S. 115). Mitunter ist ein mißverstandenes Lachen schon Grund für den psychisch Kranken, sich zurückzuziehen (Tobias, 1989, S. 29).

Akzeptanz und Anerkennung, zumindest aber Verständnis, findet der Betroffene bei seinen Mitbewohnern (Tobias, 1989, S. 52). Die Möglichkeit, im Kreise der Mitbewohner über alles reden zu können, wird immer wieder hervorgehoben.

Die Literaturquellen der Helfer greifen diesen Aspekt ebenfalls auf. So berichten viele über ein gestörtes Selbstwertgefühl der psychisch Kranken und bemerken auch einen Zusammenhang zu der Akzeptanz dieser Personengruppe durch die Umwelt (Macholdt, Brigis und Mosch, 1985, S. 15; Decker und Hoffstetter, 1991, S, 61). Das dürfe nicht zu einer dauernden „*Selbstbescheidung*" führen, schreibt der Psychiater Kitzig (o. J., S. 25–30) und schlägt eine „*Lebensschule für chronisch psychisch Kranke*" vor, um einem allgemeinen Bildungsverfall zu begegnen, die Lebenspraxis zu erhöhen und dem Behinderten die Möglichkeit zu geben, einen Platz in der Gesellschaft einzunehmen. Da die Betroffenen über Unwissen, Angst und Unverständnis der „Gesunden" klagen, bleibt zu fragen, ob sich dieser Vorschlag nicht an die falsche Gruppe richtet. Allerdings fordert der Autor auch eine Abkehr vom einseitigen Kosten-Nutzen-Denken in der Gesellschaft und sozialrechtliche Änderungen, die zu einer Gleichstellung mit anderen Behinderten führen sollten (Kitzig, o. J., S. 186).

Der Psychiater Veltin (1990, S. 234–235) tritt dafür ein, bestehende Kommunikationsbarrieren zwischen Gesunden und Kranken abzubauen und plädiert für einen Wertewandel in der Gesellschaft, dahingehend, daß das Unheilbare als Teil der Gesellschaft gesehen wird. Das Alltagshandeln in der Gesellschaft soll sich ausrichten am Lebensrecht und an der Würde der Kranken sowie der Verantwortung gegenüber den Kranken. Für die in der Psychiatrie Tätigen bedeute das die beständige Kontrolle der Alltagshandlungen, insbesondere der Routineverrichtungen.

Bei der Psychologin Schneemann (1993, S. 265) findet sich ein Hinweis auf die Beziehungsgestaltung zwischen Behinderten und Gesunden: Zwei ihrer Interviewpartner bezeichneten die Gespräche mit den Betreuern als „*erwachsenengerecht*". Wenn diese Selbstverständlichkeit bemerkenswert ist, bedarf es wenig Phantasie, um sich die „normale" Gesprächsform vorzustellen.

2.2.2.3 Struktur und Freiraum

„*Wir hatten erkannt, daß es ganz ohne Struktur nicht geht*" (Macholdt, Brigis und Mosch, 1985, S. 17). Hinter diesem lapidaren Satz steht ein langer Prozeß des Lernens dieser Autoren. Sie hatten gehofft, daß sich durch die Förderung der Selbständigkeit der Bewohner eine freie und selbstbestimmte Wohn- und Umgangsform etablieren würde. Nichts war festgelegt, alles sollte sich entwickeln. Die Bewohner waren mit dem Anspruch ihrer Betreuer jedoch offenbar überfordert. In der Folge kam es häufig zu aggressivem Verhalten, Mißbrauch von Alkohol und psychotischen Erkrankungen. Die Situation entspannte sich, als die Autoren feste Regeln und Strukturen vorgaben, wie zum Beispiel die Verpflichtung zur Teilnahme an bestimmten Veranstaltungen und eine verbindliche Hausordnung.

Vor einem Übermaß an Regeln und Vorgaben für die Alltagsgestaltung warnen andere Autoren. So weisen Decker und Hofstetter (1991, S. 61) darauf hin, daß nicht jeder Tag verplant sein soll und die Betreuer ein „Nein" des Bewohners akzeptieren müssen, wenn er seine Teilnahme an einer „therapeutischen Maßnahme" verweigert. Beide arbeiteten früher in einem streng reglementierten Wohnheim. Das Recht auf „Faulheit", die der Innenschau in Gelassenheit und Muße dient, räumt auch Kitzig (o.J., S. 70) dem psychisch Kranken ein und unterscheidet es von der „*Oblomowerei*", unter der er trostlos drückende Langeweile versteht.

Wie sehen die Betroffenen diese Problematik? Anschaulich schildert Mannsdorff (1994, S. 44–69) die vielfältigen und listenreichen Bemühungen seines Ich-Erzählers, sich den Anforderungen der Arbeits- und Beschäftigungstherapie zu entziehen. Die Hausordnung versteht er zwar als Einschränkung, aber sieht auch deren Schutzfunktion für die Heimbewohner, die ihre Rechte gegenüber anderen Heimbewohnern nicht durchsetzen können.

Zwei Interviewpartner von Schneemann (1993, S. 265) betonen die Relevanz der Abwesenheit von Rehabiltationsanforderungen in ihrer Wohnform des betreuten Wohnens. Wenn Joachim Sch., der in seiner Wohngruppe meistens im Schlafanzug sitzt, sagt: „*Ich gehe nicht viel raus und rauche zuviel*", mag man Langeweile und Unzufriedenheit heraushören, obwohl auch er sagt, daß er seine „*Ruhe*" haben will (Tobias, 1994, S. 75–76).

Drei mögliche Gründe für diese Abwehrhaltung werden in der Literatur genannt. Ein Interviewpartner von Schneemann (1993, S. 265) glaubt, daß die Arbeit ihn daran hindere, sich mit sich selbst auseinanderzusetzen.

Der Erzähler in „Das verrückte Wohnen" erschrickt beim Anblick der Werkstätten und bei der Vorstellung wieder „fitgemacht" zu werden: „*Ich will zwar, ich kann aber noch nicht.*" Deutlich wird hier die Angst vor einer möglichen Überforderung. Weiter schreibt er an dieser Stelle: „*Ich brauche noch Zeit*" (Mannsdorff, 1994, S. 8).

Diese Aspekte der Zeit und der Überforderung greift auch Plog (1993, S. 49) auf. Sie schreibt, daß feste Alltagsstrukturen Sicherheit, Schutz und Halt geben, ist aber der Ansicht, „*daß wir es mit Menschen in den Wohngemeinschaften immer noch zu eilig haben*", sie also mit der Ungeduld der Helfer überfordern.

Aber auch die Unterforderung durch dem Vermögen des Bewohners nicht angepaßte Maßnahmen kann zu Unlust, Resignation und letzlich einer Abwehrhaltung führen. Anschaulich wird es bei Mannsdorff (1994, S. 68) durch die Schilderung des unkrautzupfenden Germanistikstudenten. Dieser muß sich gegen den Widerstand der Therapeuten, die seine Überforderung vermeiden wollen, für die Wiederaufnahme seines Studiums einsetzen.

Ähnliches berichten auch Mitarbeiter eines Modellprojektes für Arbeit und Ausbildung psychisch kranker Jugendlicher. Einige potentielle Auszubildende, die in gemeindepsychiatrischen Wohneinrichtungen lebten, haben eine Ausbildung nicht angetreten, weil sie sich auf Anraten ihrer Betreuer zunächst mit den Fragen zu ihrer Erkrankung und zu ihrem Wohnumfeld auseinandersetzen sollten (BMG, 1993, S. 126).

Wenn Mannsdorff (1994, S. 19) seinen Protagonisten anläßlich des Einzuges in das Übergangswohnheim sagen läßt: *„Ich will jetzt endlich wieder unabhängig und frei leben..."*, wird der Wunsch nach Selbstbestimmung sehr deutlich. Dabei verwundert nicht, daß dieser Wunsch mit den Anforderungen einer Institution an den Betroffenen zunächst kollidiert. Der Wunsch nach Freiheit und Selbstbestimmung ist bei vielen Betroffenen so groß, weil sie zuvor fast immer stationäre Krankenhausbehandlungen mit deren freiheitsbeschneidenden Maßnahmen erlebt haben.

Bei der Durchsicht der Literatur wird sehr deutlich, daß alle Beteiligten einen ständigen Balanceakt zwischen Vorgabe und Annahme von Regeln und Gewähren und Annahme von Freiräumen ausführen.

2.2.2.4 Erwerb von Alltagskompetenzen – Versorgtwerden

Decker und Hofstetter (1991, S. 60) berichten von einer Heimbewohnerin, die über viele Jahre den größten Teil des Tages mit pantomimischem Putzen und Fegen verbrachte. Eines Tages begann eine Mitarbeiterin, dieser Bewohnerin das „Putzen mit Gerät" beizubringen.

Mittlerweile brauche diese Bewohnerin keine Hilfe mehr und sei froh, das Geübte richtig und sinnvoll einzusetzen. Was die beiden Autorinnen so knapp in diesem Beispiel schildern, wird ein sehr zeitaufwendiger Prozeß gewesen sein, der große Anforderungen an Geduld und Ausdauer sowohl der Bewohnerin als auch der Mitarbeiterin gestellt hat. Der bequemere Weg wäre sicherlich gewesen, die Putzarbeiten von einem Reinigungsdienst ausführen zu lassen.

Wie häufig der bequemere, weil auch schnellere Weg beschritten wird, hat die Krankenschwester U. Villinger (1990, S. 105) beschrieben. Sie bringt das Ergebnis auf den niederschmetternden Punkt: *„Stufe 0 = gefährliche Pflege = Patient erhält fehlerhafte Pflege und erleidet vermeidbare Komplikationen."* Und dabei ging es „nur" um die Frage des Pulloverwechsels bei einem psychiatrischen Patienten, welche dann die Krankenschwester für den Patienten entschied.

„Einkaufen und Kochen! Ich bekomme Angst. Sechs Monate war ich in der Klinik, sechs Monate hat man für mich gekocht; war ich umsorgt und gut aufgehoben." Der Ich-Erzähler in Mannsdorffs (1994, S. 8) Roman hätte sich zunächst wohl kaum gegen eine Versorgung gewehrt.

Erst nach Überwindung der Bequemlichkeit und Angst stellt sich Stolz auf die erworbenen Fähigkeiten ein. Den hört man bei Sonja Sch. heraus, wenn sie sagt: *„Heute koche ich für meine Jungs, aus der Wohngemeinschaft hier"* (Tobias, 1984, S. 136).

Auch die Interviewpartner von Schneemann (1993, S. 259) bewerten das Wiedererlernen einfacher alltäglicher Tätigkeiten positiv, es habe sehr zu ihrer Verselbständigung beigetragen. Eine der Untersuchten schildert allerdings die großen Belastungen durch diese Alltagsanforderungen, denen sie sich zeitweise durch einen Klinikaufenthalt entzog.

Der Wiedererwerb von „Fähigkeiten zur Selbstversorgung", wie Einkaufen, Wäsche versorgen, Sich-in-der-Wohnung-einrichten etc., scheint in der Fachliteratur unbestritten wichtig zu sein. (Gromann-Richter, 1994, S. 115), trotzdem haben die Helfer scheinbar das Gefühl, daß ihnen die gesellschaftliche Anerkennung verwehrt bleibt. So nennen die Autorinnen Decker und Hofstetter (1991, S. 59) diese wiederentdeckten Fähigkeiten der Bewohner die „*Kunst der kleinen Dinge des Alltags*" und bemerken, daß man diese Kunst einer breiten Öffentlichkeit nicht wie die selbstgebastelten Produkte einer Beschäftigungstherapie zur Bewunderung und zum Kauf anbieten könne.

Möglicherweise hat diese Unsicherheit der Bewertung des eigenen beruflichen Handelns auch etwas damit zu tun, daß der Erwerb von Alltagskompetenzen keiner beruflichen Domäne zugeordnet wird. So schreibt Dörner (1991, S. 36) im selben Band, in dem die eben zitierten Autorinnen veröffentlichten, zum Beruf der in einem Heim Tätigen: „*Aber genauso wichtig sind Menschen, die bisher in einem handwerklichen Beruf tätig waren oder die gar keinen Beruf erlernen konnten, dafür aber ein paar Kinder halbwegs großgezogen haben schon wegen des kostbaren Guts an Lebenserfahrung, daß man zwangsläufig dabei erwirbt.*"

Wenn aber die Früchte des beruflichen Tuns unabhängig sind von beruflicher Kompetenz, werden sie der Belanglosigkeit preisgegeben.

2.2.2.5 Erwerb von Biographie Geschichtslosigkeit

„*Und wenn ich meine Vergangenheit erklären, für mich analysieren kann, dann gelingt es mir auch wieder, die Gegenwart zu leben und zu steuern und die Zukunft zu planen*" (Mannsdorff, 1994, S. 206). Diese Erkenntnis steht am Ende des Buches, nach einer vierjährigen Odyssee des Erzählers durch zahlreiche psychiatrische Institutionen. Vorausgegangen war ein planloses „In-den-Tag-hinein-leben" ohne Perspektive und ohne Bezug zur eigenen Geschichte.

Eine scheinbare Zerstückelung der Biographie fällt bei den Interviewausschnitten bei Tobias (1984) auf. Bei allen Betroffenen ist die Vergangenheit von offenbar unverarbeiteten Verletzungen und Kränkungen durchzogen. So sagt Birgit Sch.: „*Mein liebster Wunsch wär, wenn es meine Eltern nicht mehr gäbe*" (Tobias, 1984, S. 43). Die Zukunftsperspektiven bleiben diffus und vage, wie bei Herrmann H.: „*Ich möchte so normal leben, wie andere auch"* (Tobias, 1984, S. 99). Die Gegenwart ist folgerichtig ein „Von-der-Hand-in-den-Mund-leben".

Die Qual dieser Geschichtslosigkeit wird von dem Psychiater Langegger (1983, S. 46) eindringlich beschrieben. Er vergleicht diesen Zustand mit dem *„Tod im Leben"*.

Dieser scheinbare Widersinn ist jedoch für in der Psychiatrie Tätige keiner. Wer ist noch keinem Kranken begegnet, der sich für „tot" oder „gestorben" hält und sich durch Zufügen körperlicher Schmerzen des Gegenteils vergewissern will? Der Rückweg aus der *„Hölle"*, mit der Langegger (1983, S. 46) das Kranksein vergleicht, führt über das „Wieder-erinnern".

Zu dem Begriff „Tod" gehört das *„Trauern"*. Diesen Begriff verwendet Weigand (1992, S. 266). Sie beschreibt den Vorgang der Aneignung der Biographie als *„Aussöhnung mit der eigenen Geschichte"*. Dazu gehören die Auseinandersetzung mit der Erkrankung, die Verarbeitung der erlittenen Demütigungen, Trauer um die verlorene Lebenszeit und eine aktive Auseinandersetzung mit den aktuellen Möglichkeiten. Dörner (1991, S. 43) nennt es *„aus der Krankengeschichte eine Lebensgeschichte"* machen, zu der der Mensch sich wieder bekennen kann und so seiner bisherigen *„ewigen Geschichtslosigkeit"* entkommt. Sein Kollege Kitzig (o. J., S. 122) sieht es als *„Bildungsauflage"* der aus stationärer Behandlung entlassenen Behinderten, sich im verständnisvollen Begreifen der eigenen Lebensgeschichte einzuüben.

Dies soll im Wohnheim geschehen, das er als *„Bildungsstätte"* bezeichnet und sich am *„Hilfsbedürfnis der Behinderten und dem helfenden Vermögen der Gesunden"* orientieren. Leider geht er nicht weiter darauf ein, insbesondere auf die sich aufwerfende Frage, ob der Bildungsauftrag nach seinem Verständnis ein einseitiges Empfangen von Hilfe ist.

Die Übereinkunft bezüglich der Relevanz der Biographie für ein selbstbestimmtes Leben psychisch kranker Menschen ist übereinstimmend groß. Zum Abschluß zu diesem Aspekt soll noch einmal ein Betroffener zu Wort kommen: *„Die Person von mir ist allein und sehr allein. Sie hat keine Verwandten und hat niemals solche gehabt. Sie wird nicht mehr ich sagen, sie wird es nie wieder sagen, es ist ihr zu blöde, denn niemand weiß, was das ist. Das Ich, wahrscheinlich, ist die Person von jemand, der ihn am stärksten interessiert. März ist aber nicht interessiert an März. Überhaupt nicht. Ist März vielleicht ein Geruch? Oder seine Hasenscharte? März ist hier in Lohberg wohl abhanden gekommen. Im Charme der Psychiatrie. Mit Grüßen von Haus zu Haus, Ihr Alexander"* (Kipphardt, 1978, S. 6).

2.2.3 Exkurs: Alltagsleben in einem psychiatrischen Krankenhaus

Bei der Literatursuche fanden sich auch Texte, die sich mit dem Alltagsleben psychisch Kranker in einem Krankenhaus beschäftigten. Auch wenn das nicht Gegenstand dieses Kapitels ist, lohnt sich ein Blick auf Gemeinsamkeiten und Unterschiede. Besonders sollen die Untersuchungen von Goffman und Schwediauer erwähnt werden. Beide verwendeten die Methode der teilnehmenden Beobachtung, um die Innenwelt dieser Institutionen zu erfassen. Goffmans (1973) Arbeit über die nordamerikanische Anstaltsversorgung beruht auf Daten aus dem Jahr 1961; Schwediauer (1984) führte seine Untersuchung 1984 in einem Wiener Krankenhaus durch.

Zusammenfassend läßt sich feststellen, daß die genannten Kategorien sich auch in dieser Literatur wiederfinden, jedoch in geringerer Ausprägung. Vorherrschend ist hingegen das Thema der offenen und strukturellen Gewalt. Die offene Gewalt manifestiert sich in Sanktionen und Zwangsmaßnahmen, die strukturelle Gewalt stigmatisiert die Betroffenen und erzeugt Abhängigkeit und Ohnmachtsgefühle.

Diese Aspekte von Macht und Ohnmacht finden sich ebenfalls in der Gruppe der Wohnheimbewohner. So tituliert der Protagonist bei Mannsdorff (1994, S. 34) seinen ihn weckenden Betreuer als *„Herr Justizvollzugsbeamter"*. Das Fehlen dieser Aspekte würde verwundern, da die Bewohner zum überwiegenden Teil den Weg durch Krankenhausinstitutionen gegangen sind. Aber diese Aspekte haben außerhalb des Krankenhauses offenbar nicht dasselbe Gewicht.

2.2.4 Schlußfolgerungen

In der bearbeiteten Literatur wird deutlich, daß das alltägliche Leben chronisch psychisch Behinderter ein Balancieren zwischen gegensätzlichen Polen ist. Genannt werden: Nähe und Distanz, Ablehnung und Akzeptanz, Struktur und Freiraum, Erwerb von Alltagskompetenzen und Versorgtwerden, Geschichtslosigkeit und der Erwerb von Biographie. Deutlich wird auch die Widersprüchlichkeit des subjektiven Erlebens von Betreuern und Betreuten.

Der überwiegende Teil der Aussagen wurde aufgrund von Meinungen und Erfahrungen gemacht. Erfolgte die Annäherung an den Forschungsgegenstand mit wissenschaftlichen Methoden, dann verwendeten die ForscherInnen qualitative Methoden.

Die Auseinandersetzung mit der Literatur zu dem Thema der Alltagsgestaltung chronisch psychisch Behinderter in Wohngruppen dient zwei Zielen.

1. Das in der Literatur vorhandene Wissen sollte geordnet und systematisiert werden.
2. Die Ergebnisse dieser Recherche lenken das weitere Vorgehen. Bei ausreichendem empirisch begründeten Wissen hätte die Arbeit hier abgeschlossen werden können. Dies ist jedoch nicht der Fall. Die Literaturstudie belegt den Mangel an empirisch begründeten Erkenntnissen über die Alltagsgestaltung chronisch psychisch Behinderter.

2.3 Problemstellung und Zielsetzung

Der hilflose und resignierte Rückzug der MitarbeiterInnen aus dem eingangs geschilderten Wohnbereich ist möglicherweise die Folge mangelnden Wissens über die spezifischen Phänomene, die den Alltag chronisch psychisch Behinderter prägen. Die Literaturstudie kristallisierte einige dieser Aspekte heraus, die vielleicht von richtungsweisender Bedeutung sind. Sie beruhen jedoch überwiegend auf Erfahrungen und Meinungen und nicht auf empirisch begründetem Wissen. In diesem Kapitel soll daher Wissen über das Alltagsleben einer Wohnheimgruppe chronisch psychisch Behinderter vermittelt werden und einem besseren Verständnis dieser bestimmten Bewohnergruppe dienen. Dieses Verständnis soll in die tägliche Pflegepraxis einfließen und eine Neuanpassung der Hilfen an die Erfordernisse der Pflege chronisch psychisch Behinderter ermöglichen.

2.4 Theoretischer Rahmen

Die angestrebte Zuwachs an Wissen über die Alltagsgestaltung chronisch psychisch behinderter Menschen soll später für die Pflegenden handlungsbestimmend sein. Dies ist jedoch nur möglich durch die Kenntnis der hinter dem Alltagshandeln verborgenen Bedeutungsstrukturen dieser Handlungen. Schröck (1988, S. 90) verdeutlicht dies in ihrem Aufsatz über Fragen zur Methodologie am Beispiel der Reaktion eines Steinzeitmenschen auf Feuer. Dessen Reaktion ist nicht einheitlich; er deutet das Feuer einmal als Wärmequelle, ein anderes Mal als Verteidigungsmittel oder als Arbeitshilfe. Seine Handlungen entsprechen somit der Bedeutung, die der Mensch der jeweiligen Situation zuschreibt.

<u>Menschliches Handeln entspringt also subjektiven Bedeutungen der Handelnden und orientiert sich nicht an objektiven Wirklichkeiten.</u> Um es

zu verstehen, muß man zunächst diese Bedeutungen erkennen. Umgangssprachlich ausgedrückt, kann man auch sagen: Es gibt nicht nur eine Welt, sondern so viele Welten, wie es Bedeutungen oder Menschen gibt. Damit weist Schröck (1988, S. 84–93) in Richtung auf einen phänomenologischen Ansatz zur Erforschung menschlichen Handelns. Auch Lorenz-Krause (1989, S. 290–296) hat darauf hingewiesen, daß der phänomenologische Ansatz einen angemessenen Zugang für die Pflegeforschung bietet.

Die Phänomenologie als wissenschaftliche Methode zur Aufdeckung von Wesensstrukturen wurde von Edmund Husserl (1859–1938) konzipiert. Die phänomenologische Methode ist die Reduktion von der theoretischen Welt bis zur transzendentalen Subjektivität. Der erste Reduktionsschritt führt dabei von der theoretischen, d. h. durch ideologische, religiöse oder naturwissenschaftliche Werte gedeuteten Welt, zur Lebenswelt. Die Lebenswelt ist der Erfahrungsraum eines Individuums, konstituiert durch Personen, Objekte und Ereignisse, denen es im Alltagsleben begegnet (Lamnek, 1993, S. 70). Im Gegensatz zur physikalischen Welt ist die Lebenswelt immer mit Bedeutung hinterlegt (Fjelland und Gjengedal, 1994, S. 16). Damit beziehen die Autoren sich auf die soziologisch-theoretischen Wurzeln der Phänomenologie, dem symbolischen Interaktionismus, der besagt, daß Bedeutungen soziale Produkte sind, die durch Interaktionen enstehen.

Die Ethnomethodologie knüpft daran an. Diese Forschungsrichtung dient der Erfassung alltagsweltlicher Methoden, mit denen Gesellschaftsmitglieder ihre alltäglichen Angelegenheiten bewältigen und sich darüber verständigen. Die Ethnomethodologie versucht, das Selbstverständliche zu erklären. Der Sinn von Handlungen kann nur über den Kontext erschlossen werden; von der Handlung kann auf den Sinn geschlossen werden, und der Sinn erklärt die Handlung. Damit schließt sich der Bogen zu dem eingangs beschriebenen Steinzeitmenschen von Schröck (1988, S. 84–93).

2.5 Methodologie

2.5.1 Untersuchungsplan

Voraussetzung für die Umsetzung der theoretischen Grundlagen qualitativen Denkens in konkrete Methoden ist der Entwurf eines Untersuchungsplans, aus dem angelsächsischen Sprachraum auch als „design" bekannt. Für das hier beschriebene Forschungsvorhaben wurde die deskriptive Feldforschung gewählt, weil sie zu einer dem Ziel und Gegenstand angemessenen Methode führt. Der Grundgedanke der deskriptiven Feldforschung ist die Untersuchung des Gegenstandes im möglichst natürlichen Kontext (Mayring, 1993, S. 26; Lamnek, 1993, S. 386).

2.5.2 Methodik

Für dieses Forschungsvorhaben wurde die Methode der teilnehmenden Beobachtung gewählt. Aus Gründen der Validität wurden die Ergebnisse der Beobachtung durch Befragungen und Interviews abgesichert. Die Anwendung dieser Methoden wird nachfolgend beschrieben. Aus Gründen der Lesbarkeit und des besseren Verständnisses der Ergebnisse wird der Beschreibung des Beobachtungsfeldes und der im Feld handelnden Akteure ein eigener Abschnitt gewidmet.

2.5.2.1 Zeitlicher Umfang

Über einen Zeitraum von vier Wochen wurde wöchentlich 15 Stunden beobachtet. Die Beobachtungen wurden zu verschiedenen Tages- und Nachtzeiten gemacht.

2.5.2.2 Zugang zum Feld

In der Literatur wird anschaulich beschrieben, wie schwierig der Zugang sein kann und mit welcher Sensibilität der Forscher vorgehen muß (Lamnek, 1993, S. 292). Durch die jahrelange Vertrautheit der beobachteten Personen mit dem Beobachter war der Zugang unproblematisch. Die Bereitschaft der Bewohner bei der Unterstützung des Forschungsvorhabens war sehr groß. Voraussetzungen für diese Kooperation waren Offenheit durch Darlegung der Absicht sowie Achtung und Toleranz gegenüber den Bewohnern.

2.5.2.3 Handeln im Feld

Der Forscher soll durch sein Handeln das Feld so wenig wie möglich verändern. Sein Verhalten gegenüber den Teilnehmern soll deren Akzeptanz erhalten und verstärken. Er muß unbedingt den Eindruck vermeiden, daß die Beobachtungspersonen lediglich Datenlieferanten seien. Am Ende der Erhebung und beim Rückzug aus dem Beobachtungsfeld, dürfen die Beobachtungspersonen sich nicht „*benutzt und mißbraucht*" fühlen (Lamnek, 1993, S. 276–283).

Akzeptanz und Vertrauen blieben auch über das Forschungsprojekt hinaus erhalten, da kein völliger Rückzug aus dem Feld erfolgte.

2.5.2.4 Erhebungsmethode

Für diese Untersuchung wurde die teilnehmende Beobachtung als geeignete Methode gewählt, da sie möglichst gegenstandsnah die Innenperspektive von Alltagssituationen erschließt (Mayring, 1993, S. 57). Im gleichen Sinne äußert sich Atteslander (1993, S. 124) und sagt weiter, daß diese Methode eine Möglichkeit bietet, Vorurteile gegenüber Menschen zu durchbrechen, die definitionsgemäß „nicht dazu gehören". Übereinstimmend dazu sagt Lamnek (1993, S. 243), daß diese Methode schwer zugängliche Lebenswelten verstehend erschließen kann. Allerdings sieht er die teilnehmende Beobachtung in ihrer Anwendung mit anderen Methoden, wie der Befragung und der Inhaltsanalyse, verschränkt.

Bei den Arbeiten zu diesem Kapitel wurde zwar überwiegend beobachtet, jedoch wurden auch die Methoden der Befragung und Gruppendiskussion zur Überprüfung der Relevanz der gemachten Beobachtungen eingesetzt.

2.5.2.5 Form der Beobachtung

Für dies Arbeiten zu diesem Kapitel wurde die aktive, unstrukturierte und offene Beobachtung als geeignete Methode gewählt. Sie wurde z. B. von Girtler (1980) bei der Beobachtung der Wiener Sandler eingesetzt. Die aktive Teilnahme gestattet, gemachte Erfahrungen im Feld auf ihre Wahrheit und auf ein gelungenes Verständnis zu überprüfen.

Durch den Verzicht auf eine starre Struktur war das Forschungsvorhaben zunächst offen. Eine zu starke Strukturierung zu Beginn hätte möglicherweise den Blick auf wichtige Aspekte verstellt.

Durch im Feld gemachte Beobachtungen haben sich Kategorien, Aspekte und eine zunehmende Strukturierung entwickelt. Die durch das Literaturstudium gewonnenen Kategorien haben sicherlich als grobe Richtlinien zur Beobachtung gedient.

Aus ethischen Gründen, auf die weiter unten eingegangen wird, war nur die offene Beobachtungsform möglich.

2.5.2.6 Protokollierung

Unter Berücksichtigung der Handlungsmaxime, das Beobachtungsfeld möglichst nicht durch Eingriffe des Forschers zu verändern oder zu stören, sollten Notizen und Aufzeichnungen zeitnah, aber nicht während der Beobachtung erfolgen. Um dem Rechnung zu tragen, wurden die Aufzeichnungen möglichst unbeobachtet während der Beobachtungspausen auf ein Bandgerät gesprochen, zusätzlich schriftliche Notizen eingetragen und später maschinell transkribiert.

Eingetragen wurden:

- Beschreibung der Situation, Ort, Zeit und Umstände,
- Interaktionen der Teilnehmer,
- Regelmäßigkeit oder Einmaligkeit des Beobachteten,
- Reaktionen der Teilnehmer auf außergewöhnliche Ereignisse oder abweichendes Verhalten im Feld,
- Reflexion eigenen Verhaltens (Lamnek, 1993, S. 302).

2.5.2.7 Beobachtungseinheiten

Typischerweise sind Beobachtungseinheiten in der qualitativen Forschung soziale Situationen (Lamnek, 1993, S. 275).

Die Beobachtungen wurden in 45 Beobachtungseinheiten unterteilt. Eine Einheit ist gekennzeichnet durch das Handeln einer oder mehrerer Personen an einem Ort in einem zeitlichen Zusammenhang. Die kürzeste Beobachtungseinheit umfaßt den Zeitraum von 10, die längste den Zeitraum von 90 Minuten. Jede Beobachtungseinheit enthält mindestens einen Aspekt.

So wurde, zum Beispiel, aus der Beobachtung „Herr B., Herr P. und Herr W. sitzen zusammen in der Küche" der Aspekt „Zusammensitzen". Auf einen Beobachtungsleitfaden wurde verzichtet.

Wegen der offenen Fragestellung haben sich soziale Situationen erst während der Untersuchung erkennen lassen und die weitere Beobachtung zunehmend strukturiert. Eine Festlegung vor Beginn hätte den Forschungsprozeß eingeschränkt.

2.5.2.8 Befragung

Drei Bewohner wurden gebeten, einen Tagesablauf in der Wohngemeinschaft zu schildern, um in möglichst kurzer Zeit erkennen zu können, ob es sich bei den gemachten Beobachtungen um einmalige oder regelmäßige Handlungen handelt. Diese Bewohner wurden zusätzlich um eine Schilderung ihres Lebenslaufes gebeten und zu besonderen Belastungen befragt, um die Richtigkeit gemachter Beobachtungen zu einigen Aspekten abzusichern.

Die Befragungen wurden mit Einverständnis der Bewohner in deren Zimmer auf Band aufgezeichnet und später transkribiert. Der zeitliche Umfang dieser Befragungen betrug 25, 30 und 40 Minuten. In einem Fall überreichte ein Bewohner den gewünschten Lebenslauf handschriftlich.

Das vorliegende Material wurde inhaltsanalytisch, wie von Mayring (1993, S. 68–71) beschrieben, durch Generalisierung und Reduktion aufbereitet, bis es sich auf dem Abstraktionsniveau der aus der Beobachtung gewonnenen Aspekte befand. So wurden aus der Äußerung: „Die anfallenden Aufgaben teilen wir untereinander auf" die Aspekte

1. „Aufgaben werden geteilt" und
2. „Aufgabenteilung".

2.5.2.9 Gruppendiskussion

„Viele subjektive Bedeutungsstrukturen sind so stark in soziale Zusammenhänge eingebunden, daß sie nur in Gruppendiskussionen erhebbar sind" (Mayring, 1993, S. 54). Neben dem Gewinn neuer Erkenntnisse sollte diese Methode die Ergebnisse der Beobachtung im Sinne einer Methodentriangulation absichern (Mayring, 1993, S. 112).

Die Teilnahme an der Gruppendiskussion war freiwillig. Ein Bewohner nahm nicht daran teil, ein anderer verließ die Runde vorzeitig. Das Gespräch wurde mit Einverständnis der Bewohner auf Band aufgezeichnet und später transkribiert. Die Gesprächsführung war wechselnd direktiv und nondirektiv (Lamnek, 1993, S. 154). Die direktive Vorgehensweise wurde zur formalen Steuerung des Gesprächs eingesetzt, das sollte die Balance zwischen „Schweigern" und „Vielrednern" sicherstellen. Die Diskussion dauerte 30 Minuten.

Da das Interesse der inhaltlich-thematischen Seite des Materials galt, wurde es inhaltsanalytisch, wie von Mayring (1993, S. 68–71) beschrieben, durch Generalisierung und Reduktion aufbereitet, bis es sich auf dem Abstraktionsniveau der aus der Beobachtung gewonnenen Aspekte befand.

2.5.2.10 Validität und Reliabilität der Erhebungen

Am Ende eines jeden Untersuchung steht die Einschätzung anhand von Gütekriterien. Es wird unterschieden zwischen der Validität, d. h. der Gültigkeit und der Reliabilität, d. h. der Genauigkeit. Mayring (1993, S. 109–112) nennt sechs allgemeine Gütekriterien qualitativer Forschung:

- Verfahrensdokumentation,
- argumentative Absicherung der Interpretation,
- Regelgeleitetheit,
- Nähe zum Gegenstand,
- kommunikative Validierung und
- Triangulation.

Bei dieser Untersuchung wurden, neben der Methode der teilnehmenden Beobachtung, die Befragungen und die Gruppendiskussion im Sinne einer Methodentriangulation zur Absicherung der Ergebnisse eingesetzt. Das

Vorverständnis, das Analyseinstrumentarium, die Durchführung und Auswertung der Datenerhebung wurden dargelegt. Durch die Beobachtungen in der Lebenswelt der Bewohner ist eine hohe Nähe zum Forschungsgegenstand erreicht worden. Die Methode der aktiven teilnehmenden Beobachtung gestattete es, gemachte Beobachtungen kommunikativ mit den Handelnden zu validieren.

Neben den allgemeinen Gütekriterien wurden für qualitative Forschungen auch methodenspezifische Gütekriterien entwickelt. Sie tragen damit dem Umstand Rechnung, daß sich untersuchte soziale Situationen nicht wiederholen lassen und sich bereits durch die Forschung verändern.

Mayring (1993, S. 108) nennt für die teilnehmende Feldforschung sechs Kriterien:

- In der Phase der Datenerhebung wird nach Glaubwürdigkeit der Personen, der Reaktivität des Materials und der Beziehung zwischen Forscher und den Betroffenen gefragt
- Bei der Datenaufbereitung sollten Verzerrungen zwischen der qualitativen Festlegung und den Phänomenen im Gegenstandsbereich vermieden werden.
- In der Auswertungsphase sind die zu beachtenden Kriterien die schrittweise Theoriekonstruktion und der Umgang mit den nicht ins Konzept passenden Phänomenen.

„Sie erleben hier eine typische Situation," sagte Herr P. und gab damit einen Hinweis auf die Glaubwürdigkeit. Diese wurde durch die Methodentriangulation und die kommunikative Validierung überprüft.

Zur Frage der Reaktivität wird am Ende des Kapitels kritisch Stellung bezogen.

2.5.2.11 Ethische Aspekte

„Das Nachdenken über unsere ethischen Pflichten als Forschende stellt die technisch-utilitaristischen Züge unseres Selbstverständnisses als Forscher in Frage und erlaubt uns, unseren Partnern in der Forschung und uns selber als Menschen zu begegnen" (Kesselring, 1992, S. 10).

Die Begründung, daß die Ergebnisse dieses Forschungsvorhabens zu einer Verbesserung der Hilfen für die beobachteten chronisch psychisch Kranken führen könnte, ist noch keine Rechtfertigung dieser Untersuchung. Die Veröffentlichung und Bloßlegung des Alltagslebens und damit der Intimsphäre der Betroffenen ist ein Eingriff in die menschliche Würde. Legitimiert werden konnte die Untersuchung nur durch Offenlegung des Forschungsvorhabens und der Akzeptanz des Forschers bei einer Zurückweisung. Nicht alles durfte beobachtet werden, und nicht alles, was beobachtet wurde, durfte veröffentlicht werden. Damit dies gewährleistet war, bedurfte es der ständigen Kommunikation zwischen Forscher und Beobachteten.

Darüber hinaus ist es auch über die Erhebungsphase hinaus Pflicht, den Kontakt zu den untersuchten Menschen zu halten und sie über die Ergebnisse der Forschung zu unterrichten.

Den Bewohnern wurden keine Versprechungen aufgrund zu erwartender Ergebnisse gemacht. Ebensowenig wurde die Kooperationsbereitschaft der Betroffenen durch andere Zuwendungen gesichert.

Die Anonymisierung aller erhobenen Daten ist selbstverständlich und wurde zu Beginn der Untersuchung zugesichert.

2.6 Das Beobachtungsfeld

2.6.1 Ort

Als das Landeskrankenhaus in X. am 1. April 1868 offiziell eröffnet wurde, stand in unmittelbarer Nachbarschaft ein Bauerngehöft. Als im Jahre 1876 der therapeutische Nutzen sinnvoller Arbeit von psychisch Kranken für die Gesellschaft diskutiert wurde, erwarb das Krankenhaus diesen Bauernhof. Kranke und Krankenpfleger arbeiteten in dem sogenannten Kolonat zusammen und leisteten durch die Erträge einen erheblichen Beitrag zur Selbstversorgung des Krankenhauses. Noch fast 100 Jahre später wurden 25 ha Nutzfläche bearbeitet und 22 Kühe und 106 Schweine gehalten.

Am 30. 6. 1976 wurde der landwirtschaftliche Betrieb eingestellt. Auf den ehemaligen Feldern entstand der Klinikneubau. Das Kolonat rückte dadurch in eine zentrale Lage des Krankenhausgeländes.

Im Jahr 1979 richtete der Verein zur Hilfe für seelisch Behinderte in den Gebäuden des Gehöftes eine Begegnungsstätte mit Kegelbahn, Ausschankbetrieb und Reithalle ein.

Im Dachgeschoß des Gutshauses entstanden Räumlichkeiten für zunächst acht Bewohner des Wohnheims. Nach Auflösung von Doppelzimmern wohnen heute noch sechs Bewohner im sogenannten Gutshof. Über eine steile Treppe gelangt man in diesen Wohnbereich. Von dem u-förmig gebogenen Flur gehen nach außen die Zimmer der Bewohner ab. Sanitärräume und Vorratsräume liegen an der Innenseite. Am linken Ende des Flurs befindet sich die Küche. Sie dient auch außerhalb der Essenszeiten als Gemeinschaftsraum. Das Mittagessen wird von einer Großküche täglich portioniert angeliefert. Frühstück und Abendbrot bereiten die Bewohner selbst zu. Sie erhalten für den Lebensmitteleinkauf einmal wöchentlich den dafür im Pflegesatz vorgesehenen Geldbetrag.

Die Zimmer werden vom Träger mit einer Grundausstattung an Möbeln eingerichtet. Auf Wunsch können die Bewohner die Räume mit eigenem

Mobiliar und nach eigenen Vorstellungen einrichten. Für die Reinigung der Zimmer sind die Bewohner verantwortlich. In den Vormittagsstunden kommt eine ehemalige Bewohnerin. Sie reinigt die Flure, die Sanitärräume und die Küche.

2.6.2 Personen

Kurt T. Seine große, massige, etwas vornübergebeugte Gestalt ist eine vertraute Erscheinung auf dem Gelände des Krankenhauses, denn von seinen 59 Lebensjahren hat er 36 Jahre hier verbracht, davon 10 Jahre auf einer geschlossenen Station.

Der gebürtige Ostfriese erlernte den Beruf des Binnenschiffers und befuhr bis zu seiner Erkrankung überwiegend Rhein und Neckar. Aggressive Handlungen und halluzinatorische Verkennungen führten 1959 zu seiner Aufnahme in das Landeskrankenhaus. Die Diagnose lautete: Schizophrene Psychose.

Nach der Aufnahme arbeitete er sehr bald in der Gärtnerei des Krankenhauses. Da er mit allen betrieblichen Abläufen bestens vertraut ist und viele Kenntnisse des Gärtnerberufs erworben hat, ist er dort bis heute ein geschätzter Mitarbeiter. Er besitzt einen Schlüssel für die Betriebsräume, sieht in den Abendstunden und am Wochenende nach dem Rechten und übernimmt die Pflanzenpflege zu diesen Zeiten eigenständig. Während der Tagesarbeit hält er sich abseits von behinderten und nichtbehinderten Mitarbeitern.

1978 wurde er in das Wohnheim H. entlassen und bezog 1982 sein jetziges Zimmer im Gutshof.

Zu seinen Mitbewohnern hat er wenig Kontakt; manchmal ist er mürrisch und gereizt, weil er glaubt, daß sie hinter seinem Rücken schlecht über ihn reden. Dann beschimpft und bedroht er seine Mitbewohner verbal so massiv, daß einige sich sehr ängstigen. Anschließend zieht er sich auf sein Zimmer zurück. Diese Verstimmungen dauern in der Regel einige Tage an. Vertrauten Mitarbeitern des Pflegedienstes berichtet er anschließend über „*Stimmenhören*" als Grund für seine Gereiztheit.

Seine Medikamente nimmt er seit einigen Jahren selbständig und zuverlässig. Kurz nach seinem Einzug in den Gutshof hat er, mit Wissen des Pflegepersonals und gegen ärztlichen Rat, einen großen Teil der Psychopharmaka abgesetzt. Diese „Eigenmächtigkeit" blieb für sein Befinden folgenlos.

Herr T. verfügt über ein regelmäßiges Einkommen von 480 Mark. Davon spendet er jährlich etwa 200 Mark an Greenpeace, die Christoffel Blindenmission und das SOS-Kinderdorf.

Mittwochs, freitags, samstags und sonntags besucht er die ehemalige Bewohnerin Frau St. und bringt ihr Lebensmittel. Sie wohnt seit 1980 in einer unbeheizten Dachkammer in der Innenstadt und lebt von einer sehr geringen Rente.

Ein Schiffsmodell und einige Bücher über Schiffahrt und Natur sind die einzigen persönlichen Gegenstände in seinem Zimmer. Beim Einkauf von Kleidung achtet er auf Haltbarkeit und Zweckmäßigkeit und trägt meist grobgerippte Manchesterlatzhosen und warme Jacken aus dem gleichen Material. Sorgfältig unter Verschluß sind zwei vergoldete Taschenuhren, deren Verkaufserlös nach seinem Tod einer Hilfsorganisation zufließen soll, wie Herr T. testamentarisch verfügt hat.

Besuch ist selten bei Herrn T. Einmal jährlich, anläßlich des Geburtstags, kommt der wenig jüngere Bruder aus A., der bei der Mutter lebt. Ebenfalls einmal jährlich besucht Herr T. seine Mutter. Zu der ebenfalls schizophren erkrankten Schwester besteht schon seit Jahren kein Kontakt mehr. Jahrelang besuchten ihn zu seiner Freude die Töchter zweier Mitarbeiterinnen, die in der Nähe wohnen. Mittlerweile sind sie fast erwachsen, und ihre Besuche werden seltener.

Auf seinem Tisch liegen einige Briefe seiner Mutter sowie Briefe und Karten einer früheren Patientin des Krankenhauses, die in einer weit entfernten Einrichtung lebt. Manchmal schickt er ihr etwas Geld.

Peter P. Bei Kriegsende floh der heute 56jährige Herr P. mit seiner Mutter von Ostpreußen nach Norddeutschland. Der Vater war während des Krieges gefallen. In V. fanden sie Aufnahme bei Verwandten. 1959 mußte Herr P. wegen nicht ausreichender schulischer Leistungen das Gymnasium verlassen. Danach begann er eine Maurerlehre in K., die er nach einigen Monaten abbrach. Er zog mit seiner Mutter, die ihm gefolgt war, nach V. zurück. Bis 1984 lebte er im mütterlichen Haushalt, ohne einer Erwerbstätigkeit nachzugehen. In diesem Jahr wurde seine Mutter aus dem offenbar verwahrlosten Haushalt in ein Altersheim gebracht, und Herr P. irrte umher. Wenige Tage später wurde er von der Polizei aufgegriffen, weil er auf der Straße laut nach seiner Mutter und der Polizei rief. Er wurde in das Landeskrankenhaus eingewiesen. Die Diagnose lautete: Schizophrene Psychose.

Ein Jahr später folgte die Entlassung in das Wohnheim H., und 1989 bezog Herr P. sein jetziges Zimmer im Gutshof. Bei Besuchen dort findet man ihn häufig beim Lesen, eingehüllt in eine Wolke von Zigarettenrauch. Seine Lektüre besteht aus Büchern über Jagd, Geographie und Fremdsprachen. In einer Ecke seines Zimmers liegt ein sorgfältig verschnürtes Bündel. Es enthält Zelt, Schlafsack, Verbandszeug und alle die Dinge, von denen Herr P. glaubt, daß er sie zum Überleben draußen brauchen könnte. Auf dem Fußboden sind viele Brandflecken, denn Herr P. streut seine Zigarettenasche und noch brennende Stummel auf den Boden. Nach jedem Zug spuckt er Tabakkrümel seiner selbstgedrehten Zigarette aus.

An die Mitarbeiter des Wohnheims schreibt er Briefe, überwiegend mit Vorschlägen für Reise- und Urlaubsziele, die er noch „*abhaken*" muß, wie er sagt.

Anfangs verrichtete Herr P. einfache Tätigkeiten in der industriellen Fertigung einer Behindertenfirma. Seit einigen Jahren geht Herr P. keiner regelmäßigen Arbeit mehr nach. Als Grund nennt er zahlreiche körperliche Beschwerden. Seine Hausärztin attestierte ihm, daß er „*keinerlei Arbeit*" mehr verrichten könne. Seitdem hat er seine Aktivitäten überwiegend auf den Vormittag und die Nachtstunden verlagert. Die übrige Zeit liegt er im Bett. Er bemüht sich, durch einen ausgeklügelten Rhythmus von Wach- und Schlafphasen, einen annähernd normalen Tag- und Nachtrhythmus herzustellen. Für einige Tage erreicht er dieses Ziel auch stets. Dann durchwacht er eine Nacht, und sein Kampf beginnt von neuem.

Da ihm die Einkünfte aus seiner Arbeit fehlen, klagt er häufig über Geldknappheit. Allerdings verfügt er über einen „Notgroschen", versteckt in einem Brustbeutel, über dessen Höhe bei seinen Mitbewohnern die unterschiedlichsten Meinungen herrschen.

Er pflegt regelmäßigen Kontakt zu seinem Mitbewohner, Herrn W. Beide sitzen lange zusammen und reden, wie sie sagen „*über Gott und die Welt*".

Nach dem Tod der Mutter vor einigen Jahren hat er keinen Kontakt mehr zu seinen Angehörigen, was er sehr bedauert.

Herr P. will, um mit seinen Worten zu sprechen, auch noch eine „*Heirat erreichen*" und besucht deshalb ab und zu ehemalige Bewohnerinnen. Bisher blieb sein Wunsch unerfüllt.

Sein langgewachsenes, graues Haar steckt unter einer abgenutzten Baseballmütze. Das fleckenübersäte, am Bauchansatz geöffnete Hemd hängt meistens über der Hose. Die verschlissenen Halbstiefel sind geöffnet. Da er die Kleidung nur selten wechselt und sich auch nur selten wäscht, hat er einen strengen Körpergeruch.

Menschen, die sich durch seine Erscheinung belästigt fühlen und ihm das auch sagen, beschimpft er als „*Proleten*".

Mehrmals jährlich verfällt er in einen abwesenden Zustand. Er vermeidet dann Blickkontakt, steht nur noch selten auf, ißt sehr wenig und nimmt keinen Anteil mehr an seiner Umgebung. Häufig geht diesen Phasen die unregelmäßige Einnahme der Medikamente voraus. Nach wenigen Tagen unter Einnahmekontrolle klingt dieser Zustand wieder ab. Er lehnt dann auch jede weitere Hilfestellung bei der Medikamenteneinnahme ab.

Ignaz W. Herr W. erkrankte 1969 erstmalig während seines Psychologiestudiums. Die ambulante Behandlung durch einen niedergelassenen Psychiater ermöglichte ihm, das Studium mit Diplomabschluß zu beenden und von 1973 bis 1976 in seinem Beruf zu arbeiten. Dann begann er, in Europa umherzureisen. Heute gibt er als Grund für diese Reisetätigkeit den Wunsch nach Heilung seiner Wahrnehmungsstörungen an. Flugreisen, Übernachtungen in teuren Hotels und viele Fahrten mit Taxis verschlangen seine Erbschaft von 150000 Mark. Zwischen 1977 und 1986 wurde Herr W. siebenmal stationär im Landeskrankenhaus aufgenommen. Die Diagnose lautete: Schizophrene Psychose mit paranoider Symptomatik. 1987 erfolgte von dort die Entlassung in das Wohnheim H. Seit 1989 wohnt Herr W. in seinem jetzigen Zimmer im „Gutshof".

Zu Beginn seines Wohnheimaufenthaltes erledigte Herr W. Schreib- und Übersetzungsdienste für den Fachbereich Psychologie der hiesigen Universität. Nach einigen Monaten bat er darum, diese Arbeiten in seinem Zimmer erledigen zu dürfen, und wenig später stellte er die Arbeit ein. Seit dieser Zeit geht Herr W. keiner regelmäßigen Tätigkeit mehr nach. Ähnlich wie sein Mitbewohner Herr P. ist er überwiegend in den Nachtstunden auf, tagsüber schläft er viel.

Als vor einiger Zeit die gemeinsam eingekauften Lebensmittel aus der Gemeinschaftsküche verschwanden, haben ihn die Mitbewohner gebeten, diese Lebensmittel in seinem Zimmer zu verwalten. Aus diesem Grund steht in seinem Zimmer ein Kühlschrank. Ebenso ist ihm das gemeinsame Essengeld der Wohngruppe anvertraut worden, das er in seinem Schreibtisch verschließt.

Auf dem Schreibtisch steht die Schreibmaschine, denn er möchte einige frühere wissenschaftliche Arbeiten nach neuerlicher Überarbeitung veröffentlichen.

Herr W. verfügt durch die Zuwendungen seiner Mutter, die ihn monatlich besucht, über vergleichsweise gute finanzielle Mittel. Den größten Teil seines Einkommens spart er. Er hat sich in den letzten Jahren lediglich einige Bücher, überwiegend psychiatrische und psychologische Fachbücher, gekauft. Daß er sie auch gelesen hat, wird deutlich, wenn er mit Mitbewohnern und Mitarbeitern über das Gelesene redet.

Wenig Wert mißt er der eigenen äußeren Erscheinung bei. Üben Mitarbeiter oder Mitbewohner Kritik an seinen halblangen, ungepflegten Haaren und den nikotingefärbten Fingern, so gibt er ihnen lächelnd recht.

Herr W. verläßt manchmal mehrere Wochen das Haus nicht. Er klagt dann über Seh- und Gleichgewichtsstörungen, sobald er „*draußen*" sei. Unbeeinflußt von pflegerischen oder medizinischen Interventionen, klingen diese Symptome wieder ab.

Fürchtet Herr W. Veränderungen für sich, dann beginnt er, viel und schnell zu reden. Sein Redeschwall kreist um Hormone und Frauen und ist für den Zuhörer nach kurzer Zeit nicht mehr nachvollziehbar.

Günter E.   Wie aus der Anamnese hervorgeht, hat der gelernte Industriekaufmann schon immer zurückgezogen und einzelgängerisch gelebt. Er kündigte 1972 ohne erkennbaren Grund seine Stelle. In den folgenden Jahren häuften sich nicht erklärbare Handlungen. So vernichtete er seine wertvolle Briefmarkensammlung. Als er 1976 Möbel demolierte und äußerte, daß die Menschen vergiftet werden, kam es zur Einweisung in das Landeskrankenhaus. Die Diagnose lautete: Schizophrene Psychose.

Nach dreijährigem stationären Aufenthalt wurde er 1980 in das Wohnheim H. entlassen. Seit 1988 lebt er in seinem jetzigen Zimmer im „Gutshof".

Herr E. ist stark kurzsichtig, kompensiert durch sehr dicke Brillengläser. Er leidet außerdem an einer Bewegungsstörung. Sein Gang gleicht den Bewegungen eines Menschen, der nach starkem Alkoholgenuß mühsam versucht, mit rudernden Armen das Gleichgewicht zu halten. Daneben fallen die sehr geräuschvollen Kau- und Schmatzbewegungen auf.

Ungeachtet dieser Einschränkungen ist der jetzt 54jährige sehr oft unterwegs. Häufig sieht man ihn am Hauptbahnhof, wo er stapelweise Tageszeitungen ersteht. Regelmäßig besucht er ein Hotelrestaurant der gehobenen Preisklasse, um dort eine Tasse Tee zu trinken. Er unternimmt weite Reisen mit Bus und Bahn, um in bestimmten Läden des Landkreises bestimmte Tee- oder Kekssorten einzukaufen.

Herr E. hat viele Jahre in der Wirtschaftsabteilung des Krankenhauses gearbeitet. Die dort tätigen Mitarbeiter haben immer wieder seine Genauigkeit und schnelle Auffassungsgabe beim Prüfen und Erstellen von Rechnungen hervorgehoben. Sie klagten allerdings oft über seinen starken Körpergeruch. Im Zuge der Umstellung auf elektronische Datenverarbeitung entfielen viele Tätigkeiten, die Herr E. ausübte. Seit einigen Monaten geht er keiner Tätigkeit mehr nach; vorübergehend, wie er sagt.

Seine Mitbewohner beschweren sich häufig über das Zerstören von Haushaltsgegenständen durch Herrn E. In regelmäßigen Abständen muß der Bestand an Geschirr, Besteck, Gläsern etc. erneuert werden. Ebenso verfährt er mit seiner Kleidung, die, teilweise noch ungetragen, mit der Schere zerschnitten wird. Von seiner Schwester, die ihn regelmäßig vierwöchentlich besucht, darauf angesprochen, sagt er, die Sachen seien „*alt*" und würden noch aus „*Wehrmachtsbeständen*" stammen.

Ist der Kühlschrank nach dem Einkauf gefüllt, sieht man Herrn E. große Mengen Lebensmittel hastig im Stehen verzehren. Die Mitbewohner haben deswegen bestimmte Lebensmittel, wie Käse und Wurst, vor ihm verborgen.

Häufig sitzt Herrn E. auf einer Bank vor dem Gutshof. Er bleibt auch dann noch sitzen, wenn es stark regnet oder schneit. Die besorgten Mitbewohner holen ihn dann wieder ins Haus.

Heinrich B. erkrankte kurz vor Ende seiner Ausbildung zum Lehramt, die er an einer Pädagogischen Hochschule absolvierte. 1963 wurde er im Landeskrankenhaus aufgenommen. Die Diagnose lautete: Schizophrene Psychose. Die ersten Jahre verbrachte er auf einer geschlossenen Station. 1978 wurde er in das Wohnheim H. entlassen. Seit 1982 wohnt er in seinem jetzigen Zimmer im „Gutshof".

Herr B. achtet sehr auf korrekte Kleidung. Nie trifft man ihn ohne gebundenen Schlips an. Das Haus verläßt Herr B. nicht ohne seine Baskenmütze. Weil er auf der Straße den Kopf tief senkt und den Blick auf den Gehweg richtet, nimmt er niemanden wahr. Wird er dann angesprochen, begrüßt er Bekannte mit Handschlag und einer tiefen Verbeugung. An den Fingern der rechten Hand trägt Herr B. zwei Ringe, die niemals abgelegt werden.

Seit 25 Jahren arbeitet Herr B. in den beschützten Werkstätten der „Heilpädagogischen Hilfe" in der industriellen Fertigung. In zwei Jahren wird er wegen Erreichens der Altersgrenze berentet. Als Vorbereitung auf die bevorstehende Berentung hat Herr B. seine tägliche Arbeitszeit um die Hälfte reduziert.

Da er seit vielen Jahren den Wunsch äußerte, zu diesem Zeitpunkt auszuziehen, wurde vor etwa einem Jahr die Entlassung in eine betreute Wohnung geplant. Wenige Tage nach Besichtigung der Wohnung wurde Herr B. an einem heißen Sommertag an einer stark befahrenen Straße aufgegriffen. Er war bekleidet mit vier Pullovern und einem Wintermantel. Er lief immer wieder über die Fahrbahn, hielt einen Wecker in der Hand und murmelte: *„Ich komm' zu spät."*

Nach seiner Entlassung einige Monate später kam es kurz darauf zu einer erneuten Aufnahme. Er hatte die verordneten Medikamente nicht genommen. Nach einer Zeit der vermehrten Hilfestellung ist Herr B. wieder weitestgehend beschwerdefrei und selbständig. Es wurde ihm zugesichert, daß er im Gutshof bleiben kann.

Den größten Teil seiner Freizeit hält er sich in seinem Zimmer auf. Dieses Zimmer ist bis auf den letzten Winkel gefüllt mit Büchern, Bildern und plastischen Objekten. Der überwiegende Teil der Literatur beschäftigt sich mit historischen, theologischen und philosophischen Themen.

Die Bilder und plastischen Objekte hat Herr B. selbst hergestellt. Bei den Bildern handelt es sich um selbstgefertigte Reproduktionen bekannter Werke und um eigene Entwürfe. Herr B. arbeitet überwiegend mit Wasserfarben. Die Objekte sind aus Papier gestaltet, oft stellen sie Theaterdekorationen dar.

Obwohl Herr B. nur wenig Zeit mit seinen Mitbewohnern verbringt, wird er von ihnen regelmäßig zum Sprecher dieser Gruppe gewählt.

Regelmäßig besucht Herr B. seine Verwandten und verbringt auch längere Zeiträume bei ihnen.

Albert C. wurde 1962 wurde aufgrund einer schizophrenen Psychose mit Beziehungs- und Beeinträchtigungsideen aufgenommen. Vorausgegangen waren viele Arztbesuche und einige stationäre Aufenthalte in neurologischen Abteilungen. Als Grund gibt er heute „Verspannungen" im Kopf an. Die ärztlichen Berichte anläßlich der wiederholten Aufnahmen im Landeskrankenhaus sprechen von einer Affektverflachung, fehlender Kritikfähigkeit und lebensplanerischer Übersicht. Seit seiner Entlassung aus dem Landeskrankenhaus 1987 wohnt Herr C. im „Gutshof".

Herr C. wurde bereits 1963 berentet, seitdem geht er keiner Arbeit mehr nach. Zuvor arbeitete er als ungelernter Lagerarbeiter. Der heute 59jährige geht tagsüber viel in der Innenstadt spazieren.

Er ist bemüht um korrekte Kleidung; so trägt er stets einen Schlips und einen etwas zerknitterten Anzug unter dem immer geöffneten Trenchcoat. In der rechten, leicht erhobenen Hand, hat Herr C. fast ständig eine brennende Zigarette.

In seinem Zimmer sitzt er allein am Tisch und hört Radio und trinkt Bier. Hier nimmt er auch, anders als die Mitbewohner, alle Mahlzeiten ein. Hier habe er seine Ruhe, sagt er. Herr C. glaubt, daß die anderen Bewohner über ihn reden. Er ist der festen Überzeugung, daß sich in dem Bodenraum über seinem Zimmer Menschen aufhalten, und daß man versuche, ihn mit Gas zu vergiften. Kürzlich schrieb er einen Brief an die Bewirtschafterin des Cafés im Erdgeschoß, daß er die Polizei verständigen würde, wenn sie nicht diese *„Begaserei"* einstelle.

Durch den jahrelangen Aufenthalt kennt Herr C. viele Patienten und Mitarbeiter des Landeskrankenhauses, die er heftig winkend begrüßt. Da er aber bei jeder Gelegenheit fragt, ob man ihm Geld leihen könne, übersehen ihn viele der Angesprochenen.

Manchmal telephoniert Herr C. mit seinem Bruder und beschwert sich über seine Mitbewohner.

2.7 Ergebnisse

Die aus der Beobachtung gewonnenen und durch Interview und Diskussion abgesicherten Aspekte stehen gleichberechtigt nebeneinander. Die Trennung und Abgrenzung ist mitunter schwierig, weil sie sich gegenseitig beeinflussen.

Die Reihenfolge, in der sie nachfolgend beschrieben werden geht von „innen" nach „außen". Es werden zunächst die mehr personenbezogenen Aspekte beschrieben und in der Folge diejenigen, die sich aus dem Zusammenleben ergeben. Daran schließen sich die Aspekte an, die in der Auseinandersetzung mit der Außenwelt entstehen.

Die einzelnen Aspekte werden mit Zitaten und Beobachtungen belegt. Zugunsten einer besseren Lesbarkeit wurden die Originalzitate bearbeitet. So wurde zum Beispiel aus „inner" „in der" oder aus „is'" „ist". Füllworte wie „nich'" wurden weggelassen. Längere Zitate werden im Text besonders hervorgehoben. Zitate einzelner Worte oder sinntragende Redewendungen werden zugunsten der Lesbarkeit im laufenden Text belassen.

2.7.1 Abriß des Lebenslaufes

„...und da bin ich ins Kittchen gekommen, über Nacht, und dann hierher. Und das ist mein Lebenslauf." Was Herr T. hier schildert, hat sich nicht gestern ereignet, sondern 1959.

„...wurde von der Polizei aufgegriffen und in Handschellen ins Irrenhaus gebracht." Das war im Jahre 1988, und der geschriebene Lebenslauf des Peter P. endet auch mit diesem Jahr.

Diese beiden Bewohner, die nach ihrem Lebenslauf befragt wurden, bestätigen damit, was sich bereits in den Beobachtungen abzeichnete: Mit dem Jahr der letzten Krankenhauseinweisung endet für die Bewohner die eigene Lebensgeschichte. Perspektiven werden nicht mehr entwickelt.

Die Gegenwart wird beschrieben als eine Kette von Handlungen.

„In der Gärtnerei arbeiten, weißte doch." (Kurt T.), *„...räume, mache mein Bett, daß hier alles sauber ist."* (Albert C.)

Zusätzlich wird dies durch die zur Arbeitsteilung gemachten Beobachtungen unterstrichen. Die weiter unten beschriebenen starren Regelungen gewährleisten zwar das Funktionieren, verleihen aber jedem Tag eine gleichförmige Monotonie.

Die Zukunft erscheint manchmal düster, wie bei Ignaz W., der sagt: *„...hier ist wohl Endstation für mich."* Ähnlich pessimistisch äußert sich Herr T., wenn er bemerkt: *„... daß wir bald alle im Altersheim sind."* Herr P. wünscht sich nur *„Frieden"* und daß *„man sie in Ruhe läßt"*. Die Alternative besteht für ihn nur in einem *„Leben auf der Straße unter anderen Obdachlosen"*.

2.7.2 Bildung

Bildung ist ein wesentlicher Aspekt des Zusammenlebens der Gruppe. Sichtbare Bildungsattribute, Schulausbildung und frühere Berufstätigkeit bestimmen die hierarchische Rangfolge innerhalb der Gruppe. *„Da ist die geistige Übereinstimmung nicht so groß, ..."* sagt Herr P. und grenzt sich so zu einigen Mitbewohnern ab, die er als *„Proleten"* bezeichnet. Attribute dieser Abgrenzung sind Bücher. Herr P. beschäftigt sich mit Literatur über Jagd- und Reitsport und „*schreibe das Wichtigste ab in Hefte.*"

Herr W. erzählt viel von seinem neuen Buch über die Chaostheorie. Herr B. berichtet vom Kauf und der Lektüre von Kants „Kritik der reinen Vernunft". In den Zimmern dieser drei Bewohner finden sich auch gut gefüllte Bücherregale. Auch Herr T., der schon mal über „*unsere Akademiker*" spottet, die es „*nicht nötig*" haben, den Tisch abzuputzen, investiert während der Untersuchung den Betrag von 49,50 Mark für ein Lexikon. Herr E. hingegen beschäftigt sich mit Tageszeitungen, die er in großer Zahl kauft. Lediglich Herr C. liest niemals. Herr P. gibt als Begründung für diese Interessen an, daß man etwas „*...tun muß, um nicht geistig zu verfallen*".

„*Ich komme am besten mit Herrn W. zurecht, der auf der höheren Schule war, wie ich. Wir haben deshalb viele gleiche Interessen und die anderen sind teilweise Arbeiter und Angestellte oder freiberuflich tätig gewesen...*", berichtet Herr P. Herr W. genießt durch die Verwaltung des Essengeldes und der Lebensmittel eine besondere Vertrauensstellung innerhalb der Gruppe. Herr B., der es fast bis zum Lehramt gebracht hat, ist der gewählte Sprecher der Gruppe. Dazu sagt Herr P.: „*„...sind wir froh, daß Heinrich da ist, daß eine Obrigkeit da ist.*" Herrn T. scheint die Bedeutung dieses Aspektes bewußt zu sein, denn er betont im Interview, daß er „*„...ja keinen Abschluß oder Diplom oder was*" habe.

Den gelernten Industriekaufmann, Herrn E. bezeichnet Herr W. als „*Sorgenkind*" der Gruppe, bescheinigt ihm aber, daß er „*ein ganz anderes Niveau*" habe, als Herr C. Dieser war in seinem Erwerbsleben ein ungelernter Arbeiter. Abfällig äußern sich seine Mitbewohner in der Gruppendiskussion über seine „*Themen und sein schlechtes Deutsch*".

2.7.3 Einstellung zu Befindlichkeitsstörungen und Beeinträchtigungen

2.7.3.1 Psychische Befindlichkeit

„*Ich fühle mich durch die psychische Krankheit nicht beeinträchtigt. Ich merke kaum etwas davon. Ich weiß auch garnicht, bis heute nicht, obwohl ich 10 Jahre im LKH bin, weiß ich bis heute nicht, was die Ärzte damals aufgeschrieben haben*", berichtet Herr P. und fährt fort:

„*Und ich geh öfter 'rüber in die Ambulanz, wenn auch selten, und werde nicht oft vorgeladen, und wir sprechen über die selben Dinge, die ich jetzt hier genannt habe, den Tagesablauf und je nach Bedarf krieg' ich dann neue Medikamente.*"

Der Begriff „vorgeladen" macht deutlich, daß der Arztbesuch nicht einer eigenen Einsicht in die Notwendigkeit entspringt. Herr P. nimmt die Medikamente oft nicht ein.

Herr W. geht ebenfalls nur noch selten zu seinem behandelnden Psychiater. Er fühlt sich in diesen ärztlichen Gesprächen häufig genötigt, behandlungswürdige Symptome zu erfinden. Die Medikamente könnten ihm auf Dauer nicht helfen. *„Ich brauche kein Haldol, ich brauche ihre Sprechstundenhilfe"*, hat er einem Nervenarzt gesagt. Er habe schließlich eine *„Stoffwechselstörung"*.

Unwidersprochen definiert Herr P. in der Gruppendiskussion psychiatrische Krankheit und Behinderung als *„rabiates oder aggressives"* Verhalten, das zum Beispiel seinen Ausdruck findet im *„Scheiben zertrümmern"* oder *„Leute angreifen"*.

2.7.3.2 Somatische Befindlichkeit

Häufig wird über körperliche Beschwerden geklagt. Herr P. leidet unter Schlafstörungen. Er zieht es allerdings in Erwägung, daß es dafür psychische Ursachen geben könnte: *„Ich weiß nicht, ob das auf die Psyche zurückgeht, auf die psychische Erkrankung oder auf die Herzerkrankung, es kann sein, daß das durch die Herzkrankheit bedingt ist, diese Schlafstörung."* Wegen seiner *„vollständigen Rückenwirbelabnutzung"* ist er von der Aufgabe des Einkaufens befreit.

„...ich fühlte mich elend, im Magen, mir schmeckte kein Essen, keine Zigarette..." klagt Herr C. *„Sehstörungen"* sind für Herrn W. der Grund, lange Zeit das Haus nicht zu verlassen. Herr T. leidet unter „Schmerzen im Knie".

Allen gemein ist ihnen die Überzeugung, daß die *„Ärzte sich vergeblich bemühen"*, und daß die körperlichen Beschwerden *„schwer zu behandeln sind"*.

2.7.3.3 Wunsch nach Versorgtwerden

Die Bewohner lehnen es strikt ab, ihre Mittagsmahlzeit selbst zuzubereiten. Herr P. erklärt diese Ablehnung damit, daß es *„gesundheitlich zu belastend sei"*. Herr C. begründet es anders: *„Wir zahlen hier so viel Geld. Da ist doch wohl ein gutes Essen drin."* Auch Herr P. führt finanzielle Gründe an: *„Die anderen müssen von wenig Geld selbst kochen"*. An fehlenden Kenntnissen scheitert es aus seiner Sicht nicht, denn: *„Ich kann einiges kochen, das habe ich bei meiner Mutter gelernt."*

Herr C. berichtet im Gespräch, daß er täglich im Zimmer etwas aufräumt. Von einer Lebenspartnerin wünscht er sich, *„daß sie den Haushalt* *sauberhält"*. Beobachtet wurde die Reinigung der Zimmer durch einen Bewohner während der Untersuchung nicht. Beobachtet wurde, wie Herr P. vom Bett aus zuschaut, während die Reinigungskraft sein Waschbecken säubert. Auch Herr P. und Herr T. berichten bei der Schilderung ihres Tagesablaufes nicht von Reinigungsarbeiten. Als ein *„bißchen unordentlich, aber sauber"* beschreibt Herr T. den Zustand seines Zimmers. Herr W. äußert die Hoffnung, daß bei einem eventuellen Auszug des Herrn B. eine Frau einziehen würde. Dann *„würde es hier ordentlicher"*. Weiter sagt er: *„Was wir bräuchten, wäre so eine richtige Mutti, die uns versorgt, mit allem."*

Herr P. hat die Erwartung, daß die *„behördlichen Dinge erledigt werden"*, ist aber ansonsten der Meinung, daß sie *„...im wesentlichen sonst alles alleine machen"*.

Herr T. und Herr B. bitten um Erstattung der Kosten für das von Herr E. zerstörte Geschirr. Sie machen Herrn E. auch für ihren erhöhten Lebensmittelbedarf verantwortlich und begründen damit ihre Forderung nach Anhebung des dafür vorgesehenen Betrages.

Herr P. gibt regelmäßig Zettel ab, in denen er Vorschläge für Ausflugsfahrten macht. Es handelt sich um Ziele, die er *„gerne noch einmal sehen"* wolle. Er selber könne das wegen seiner schlechten finanziellen Lage nicht organisieren.

Bei der Inanspruchnahme medizinischer Hilfen benötigen die Bewohner wenig Unterstützung. Herr E. bittet um Medikamente, nachdem er sich in einer Apotheke den Blutdruck hat messen lassen. Herr C. hat bei Magenschmerzen den Wunsch nach einem *„Magenpulver"*. Wegen Verringerung der Sehkraft bittet Herr T. um Vereinbarung eines Augenarzttermins.

2.7.4 Organisation des Alltags

2.7.4.1 Aufgabenteilung

Jeder Bewohner des „Gutshofes" hat eine oder mehrere ihm fest zugeschriebene Aufgaben. So kauft Herr B. am Montag die Lebensmittel für die Wohngruppe, Herr T. am Mittwoch und Herr E. am Freitag. Das dafür zur Verfügung stehende Geld verwaltet Herr W. Lebensmittel, wie Wurst und Käse, von denen die Bewohner fürchten, daß Herr E. sie vor den Mahlzeiten ißt, werden von Herrn W. in einem Kühlschrank in seinem Zimmer verwahrt. Die Zubereitung des Abendbrotes gehört zu den Aufgaben des Herrn T., das Schneiden des Brotes ist Aufgabe des Herrn B., der zudem der in geheimer Wahl gewählte Sprecher der Gruppe ist. Der Abwasch wird im täglichen Wechsel von Herrn T. und Herrn E. oder von Herrn W. und Herrn P. gemacht.

Herr P., der bis vor einigen Monaten den Einkauf am Freitag machte, wurde wegen seiner Rückenbeschwerden davon entbunden: *„Wir haben darüber gesprochen, daß ich behindert bin, und seitdem brauche ich nicht mehr einzukaufen, hat die Gruppe allgemein beschlossen"*, sagt er dazu, trägt aber täglich die Tabletts mit den Mittagessen vom Eingang bis in die Küche. Herr C. bringt diese Tabletts am nächsten Morgen wieder zur Eingangstür. Außerdem leert er die Mülleimer und nimmt eine Sichtreinigung der Küche vor. Darüber hinaus kümmert er sich um die Leerung des Briefkastens.

Abweichungen von dieser Aufgabenteilung hat es im Beobachtungszeitraum nicht gegeben.

2.7.4.2 Arbeit

Zwei Mitglieder dieser Wohngruppe gehen einer regelmäßigen Beschäftigung gegen Entgelt nach. Wenn Herr T. sagt, *„...ich hab ja auch 'n Schlüssel von der Gärtnerei"*, kann man Stolz auf seine Aufgabe und auf das ihm entgegengebrachte Vertrauen heraushören. Das unterscheidet ihn von Herrn B., der mit Erwerb des Rentenanspruchs nach seinen Angaben die Hoffnung auf einen Auszug verbindet und nur selten von seiner Tätigkeit berichtet. *„Beruflich hab' ich keine Hoffnungen mehr..."*, sagt Herr P. und verweist auf körperliche Beschwerden, die ihn daran hindern, einer Arbeit nachzugehen. Für die übrigen Bewohner liegen Arbeit und Beruf, wie in ihren Schilderungen deutlich wird, in der Vergangenheit: *„Ich hatte so viele Stellen zur Auswahl..."*, berichtet Herr W. mit Stolz von seinem Berufsstart als Psychologe.

2.7.4.3 Zusammensitzen

„Wenn ich nachts wach werde, kann ich in die Küche gehen und einen Kaffee kochen und meistens ist Herr W. auch da...", sagt Herr P. und bestätigt die Beobachtungen, die auch tagsüber gemacht wurden.

Ein zentraler Aspekt des Alltags in der Wohngruppe ist das Zusammensitzen. Bei fast jedem Besuch sitzen die Herren E., W. und P. in der Küche zusammen. Durch mein Eindringen wurde die Situation dahingehend geändert, daß einer von ihnen sich mit mir unterhielt. Mit zunehmender Gewöhnung an die Untersuchungssituation wurden diese Gespräche mit mir seltener. Herr P. sagt: *„... wir erzählen uns 'n bißchen, hauptsächlich von seinen Reisen durch ganz Europa, und ich erzähle von meiner Schulzeit."* Immer gibt es Kaffee oder Tee als Getränk, und fast ohne Unterbrechung wird geraucht.

Wenn Herr B. und Herr P. von der Arbeit zurückkehren, setzen sie sich kurze Zeit dazu, gehen aber bald in ihre Zimmer. Herr C. setzt sich niemals zu den Mitbewohnern, auch nicht bei den Mahlzeiten. Die gemeinsame Zeit wird fast ausschließlich in der Küche verbracht. Eine Ausnahme machen Herr P. und Herr W., die während der Vor- und der Nachbereitung des Abendbrotes in das Zimmer des Herrn W. gehen. Ansonsten werden die Bewohnerzimmer nur vom Eigentümer genutzt. Einmal beschwert sich Herr P. über den Mitbewohner Herrn C. Dieser habe sein Zimmer betreten, während er schlief und die Heizung abgestellt. Dieses Verhalten erbost Herrn P. sehr. In der Gruppendiskussion sagt Herr P., daß es *„wichtig und schön"* sei, daß man sich im Zimmer
„...allein auf sich selbst besinnen kann".

2.7.4.4 Gewohnheit

Gewohnheit ist ein Bindeglied zwischen mehreren beobachteten Aspekten. Wenn Herr W. sagt, *„...man hat sich daran gewöhnt"*, meint er damit auffälliges Verhalten anderer Bewohner. Herr T. äußert sich ähnlich, wenn er die eigene Lebensgeschichte meint. Darüber hinaus findet dieser Aspekt aber seinen besonderen Ausdruck in der beschriebenen Aufgabenteilung und im täglichen Miteinander. So hat jeder Bewohner in der Küche seinen Stammplatz. Auch Mitarbeiter, die zu Besuch kommen, werden auf einen für sie bestimmten Sitzplatz verwiesen. Mit nur sehr wenigen Ausnahmen in den Abend- und Nachtstunden wird diese Sitzordnung stets eingehalten. Beim Decken des Abendbrottisches wird stets peinlich darauf geachtet, daß jeder „seine" Tasse bekommt.

2.7.5 Umgang mit Mitbewohnern

2.7.5.1 Reden und Zuhören

Redet ein Bewohner, so wird er von den anderen nicht unterbrochen. Auch kann er sich der Aufmerksamkeit der Zuhörer sicher sein. Herr W. und Herr P. geben regelmäßig zustimmende Laute und Bemerkungen von sich. Auch Herr E., der stets etwas versunken und geistesabwesend wirkt, schaltet sich immer wieder in das Gespräch ein, um etwas zu ergänzen oder zu korrigieren.
Eine Ausnahme bildet Herr C. Er platzt mehrmals in die Gespräche herein und richtet das Wort an mich, ungeachtet dessen, ob gerade ein Mitbewohner das Wort hat. Redet er im Beisein der anderen, hören sie ihm aber ebenfalls zu und unterbrechen ihn nicht.

2.7.5.2 Toleranz

Im täglichen Umgang miteinander nehmen die Bewohner eine Vielzahl ungewöhnlicher Verhaltensweisen wie selbstverständlich hin. Dafür einige Beispiele:
1. Während einer Unterhaltung schlägt Herr E. mehrmals rhythmisch auf den Tisch und sagt deutlich vernehmbar: *„Sozialarbeit, Sozialarbeit, Sozialarbeit."* Der ebenfalls anwesende Herr W. reagiert nicht darauf.
2. In einer anderen Situation beschimpft Herr C. seine Mitbewohner laut als *„Idioten"* und deutet mit einem Taschenmesser Stichbewegungen an. Die Anwesenden schenken der Szene keine Beachtung.
3. Vor dem Nichtraucher Herrn E. liegen Zigaretten. Er beklopft jede sorgfältig und raucht eine nach der anderen. Herr P., der das beobachtet, kommentiert dieses ungewöhnliche Verhalten seines Mitbewohners in keiner Weise.

Herr T. und Herr W. erklären ihre Toleranz des ungewöhnlichen Verhaltens mit der Gewöhnung an die Mitbewohner.

2.7.5.3 Unterstellen von Glaubwürdigkeit

Die Bewohner unterstellen stets, daß der Berichtende Wahres berichtet und daß der Handelnde mit Grund handelt. Herr P. berichtet über sein Zusammenleben mit einem früheren Wohnheimbewohner. Dieser habe sein Medizinstudium nicht beenden können, wegen der Mißgunst von Kommilitonen und des Mit-anschauen-müssens von Sexorgien im studentischen Milieu. Der zuhörende Herr W. gibt seiner Mißbilligung dieser Ungerechtigkeit durch zustimmende Kommentare Ausdruck.

In einer anderen Situation beschreibt Herr W. die Umstände seiner Europareise. Er führt aus, daß nur Frauen ihn heilen könnten, da sie für seine Erkrankung verantwortlich seien. Auf seiner Reise traf er eine „Negerin", die aber zu diesem Zweck nicht geeignet gewesen sei. Die anwesenden Mitbewohner hören ihm zu und zweifeln nicht am Wahrheitsgehalt des Gesagten.

Herr T. klagt über die vielen fehlenden Haushaltswaren, da Herr E. in letzter Zeit so viel fortgeworfen habe. *„Du sagst ja, das ist seine Krankheit"*, sagt er zu mir, und macht durch die Betonung deutlich, daß er an meiner Einschätzung zweifelt.

2.7.5.4 Mißtrauen

Zwei Bewohner machen durch Bemerkungen deutlich, wie sehr sie den anderen Bewohnern mißtrauen. *„Dann fangen sie an zu hetzen. Dann höre ich meinen Namen..."*, sagt Albert C. Kurt T. glaubt ebenfalls: *„Die beschweren sich sowieso alle über mich."* Dieses Mißtrauen beeinflußt das Handeln dieser Bewohner.

„Die tun mir hier ja nichts, aber ich schließe mich manchmal nachts ein", berichtet Herr T., und Herr C. zieht ebenfalls Konsequenzen aus seiner Haltung: *„Man muß vorsichtig sein. Am besten schweigen, nicht viel reden."*

2.7.5.5 Sorge für Mitbewohner

Die Sorge für Mitbewohner drückt sich in kleinen Dingen aus. So ist Herr B. beim Kauf neuer Trinkbecher darauf bedacht, für jeden Einzelnen etwas zu besorgen, was er für passend hält. Herr P. berücksichtigt beim Einkauf der Lebensmittel Sonderwünsche von Herrn C. und Herrn P.

Wenn Herr E. nicht am Abendbrottisch erscheint, schauen die Mitbewohner, ob er draußen auf der Bank sitzt. Sie wissen, daß er ungeachtet des Wetters lange dort sitzenbleiben kann und sorgen sich um seine Gesundheit. Drastisch äußert Herr P. seine Sorge um den noch nicht zurückgekehrten Herrn E.: *„Der wird sich doch nicht aufgehängt haben?"*

Die Bewohner halten über die übliche Arbeitsteilung hinausgehende Absprachen ein. In einem Fall wird Herr C. von dem Mitbewohner Herrn E. auf dessen Wunsch zu einer vereinbarten Zeit geweckt. Ebenso hält es Herr W. mit Herrn P. und sorgt sich, daß dieser nun etwas essen müsse.

Auffallend ist das Bemühen um gerechte Verteilung der Lebensmittel. Aufschnitt und Käse werden stets in gleichgroße Portionen geteilt. Auch Herr C. erhält, kurz nachdem er die Mitbewohner beschimpft hat, wie alle anderen seine Ration Aufschnitt. Für Herrn E., der noch nicht zurückgekehrt ist, wird ein Stück zurückgelegt. Kurz zuvor war noch gesagt worden: *„Der E. frißt uns immer alles weg."*

2.7.6 Die Außenwelt

2.7.6.1 Umgang mit Betroffenen

Der Ausdruck „Betroffene" meint in diesem Fall: von einer psychischen Krankheit oder Behinderung betroffene Menschen.

„...übel, wie schlimm diesem Mann mitgespielt wurde", sagt Herr W. nach dem Besuch eines Patienten des Landeskrankenhauses. Dieser hatte

von seiner ungerechten Behandlung durch seine Angehörigen berichtet. In Notwehr habe er einen Tierarzt, der ihn bedroht habe, mit dem Spaten angegriffen. Jetzt wolle man ihm den Hof nicht übergeben.

Ähnlich wie im Umgang mit Mitbewohnern, wird dem Patienten Glaubwürdigkeit unterstellt. Er bekommt von den Bewohnern die Möglichkeit, *„sich alles von der Seele zu reden"*, wie der Patient es anschließend ausdrückt. Sie hören scheinbar unberührt zu, lediglich Herr W. gibt manchmal zustimmende Laute von sich.

In einer zweiten beobachteten Situation verhalten sie sich ähnlich. Dem ehemaligen Patienten, der über Befindlichkeitsstörungen klagt, wird zugehört. Sie bieten ihm einen Kaffee an und geben ihm Gelegenheit mit Freunden zu telephonieren.

„Die freut sich immer, wenn ich komme und Essen bringe...", berichtet Herr T. von seinen vielen Besuchen bei einer ehemaligen Bewohnerin. Auch Herr B. und Herr P. erkundigen sich nach dem Verbleib einer anderen ehemaligen Bewohnerin.

2.7.6.2 Umgang mit Nichtbetroffenen

„Die halten uns ja doch alle für bekloppt." So drastisch äußert sich nur Herr T. über das Bild von psychisch Kranken „draußen". Er empfindet Scham über seine psychische Erkrankung und will deswegen nicht nach Hause gehen. Hilfsbedürftigkeit sieht er auch bei Nichtbetroffenen: *„Das sind doch arme Schweine, und ich hab' doch alles."* Um ihnen zu helfen, spendet er von seinem Einkommen an Hilfsorganisationen, die sich um Bedürftige kümmern.

Herr W. berichtet über ein Gespräch mit Herrn P. Er habe versucht, ihm zu erklären, daß man sich „draußen" in Kleidung und Haartracht anpassen müsse. Angst vor dieser Anpassung kann man aus der folgenden Äußerung von Herrn P. heraushören: *„...ich scheue den privaten Hauswirt, der weitestgehend bestimmt, was man zu tun und zu lassen hat."*

In der Gruppendiskussion stellt Herr W. eine *„Isolierung von der Gesellschaft"* fest. Diese Isolierung verhindere das Erkennen von *„Gebrechen"* der Bewohner.

Die Bewohner beschweren sich in einer Situation über Mitarbeiter des Cafés, die ihren Beobachtungen keinen Glauben schenken.

Die MitarbeiterInnen des Wohnheims scheinen wichtig für die Sicherstellung und Gewährleistung der Rahmenbedingungen des Versorgtwerdens zu sein. So beschwert sich Herr C., daß einige MitarbeiterInnen ihm sein Geld nicht ausgezahlt hätten, und Herr P. bittet darum, daß eine bestimmte Sozialarbeiterin sich seiner Rentenangelegenheit annimmt.

2.8 Diskussion

Bei einem Vergleich der Resultate der Untersuchung mit den Ergebnissen des Literaturstudiums fallen einige Gemeinsamkeiten, aber auch neue Aspekte auf.

Ein Ergebnis der Literaturstudie war die Ambivalenz von Nähe und Distanz. Der nun aus der Forschung gewonnene Begriff „Zusammensitzen" charakterisiert den Begriff „Nähe" sehr anschaulich. Diese Nähe wird von der Mehrheit der Bewohner gesucht und für wichtig gehalten, denn *„sonst würde ihnen die Decke auf den Kopf fallen"*.

Die Distanz zu ihren Mitbewohnern können sie sich durch den Rückzug auf ihr Zimmer erhalten. Die Wichtigkeit dieser Rückzugsmöglichkeit wird dadurch unterstrichen, daß der eigene Raum des Bewohners von den anderen respektiert wird. Als ein Bewohner gegen diese ungeschriebene Vereinbarung verstößt, hat das sogleich die Beschwerde des erbosten Betroffenen zur Folge. Das Einschließen im Zimmer und das Aus-dem-Weg-gehen, weil man den Bewohnern mißtraut, wird durch das Vorhandensein des eigenen Zimmers erst möglich.

Die Nähe wird auch im Gespräch gesucht. Die Bewohner haben die Gewißheit, jederzeit bei ihren Mitbewohnern Gehör zu finden. Möglich wird das Zusammensitzen und Reden und Zuhören durch eine erstaunliche Toleranz auffälligen Verhaltens. Es wird zwar wahrgenommen, aber es erfolgt keine Reaktion darauf. Diese Umgangsform wird zum einen durch die Gewohnheit begünstigt und zum anderen durch das Unterstellen von Glaubwürdigkeit. Der letztgenannte Aspekt war aus der gesichteten Literatur nicht abzuleiten und wurde erst während der Forschungsarbeit entdeckt.

Die Bewohner unterstellen stets, daß ein Berichtender Wahres sagt und ein Handelnder einen Grund für sein Handeln hat. Auch bei der Schilderung der für Außenstehende unglaubwürdigsten Geschichte äußert keiner der Bewohner einen Zweifel. Im Gegenteil: Laute der Zustimmung oder Bemerkungen zeigen, daß die Glaubwürdigkeit nicht in Frage gestellt wird. Möglicherweise ist dieses Phänomen wesentlich für das Zusammenleben dieser Gruppe von psychisch Behinderten. Die Übereinkunft über die Glaubwürdigkeit schafft die Grundlage für das gemeinsame Leben. Niemand braucht zu fürchten, als Person wegen seines Redens und Handelns in Frage gestellt zu werden. An seine Grenzen stößt dieses System, wenn das Handeln Folgen hat, die die Gruppe nicht mehr kompensieren kann. Die Folgen des abweichenden Eßverhaltens eines Bewohners kann die Gruppe durch Verschließen der Vorräte noch selbst bewältigen. Die finanziellen Folgen der Zerstörungswut dieses Bewohners übersteigt dagegen ihre Möglichkeiten. Sie benötigen nun Hilfe.

Die von den Bewohnern gelebte Nähe zeigt sich auch in der Sorge für Mitbewohner. Diese findet ihren Ausdruck in einer gerechten Verteilung der Mittel, dem Berücksichtigen individueller Wünsche und einer tiefen Sorge um die Sicherheit einzelner Bewohner.

Die im Literaturstudium aufgedeckte Ambivalenz von Akzeptanz und Ablehnung konnte durch diese Untersuchung bestätigt werden. Wenn Herr T. sagt, „*die halten uns ja alle für bekloppt*", ist das sicherlich die Entsprechung von „*...die denken, wir wären panne*" des im Literaturstudium zitierten Horst St. (Tobias, 1989, S. 125–126). Er ist jedoch der einzige Bewohner, der das so drastisch äußert. Die anderen schließen sich ihm nicht an.

Möglicherweise steht dies im Zusammenhang mit ihrem Bild von psychiatrischer Erkrankung und Behinderung.

Unwidersprochen charakterisiert ein Bewohner in der Diskussion psychische Erkrankung und Behinderung als „*rabiates*" und „*aggressives*" Verhalten. Die Mehrzahl der Bewohner nehmen sich nicht als psychisch behindert wahr. Belegt wird das durch Herrn P., wenn er sagt, daß er „*aus sozialen Gründen*" hier sei. Auch das Fehlen von Klagen über psychische Beeinträchtigungen unterstützt diese Vermutung. Aus diesem Grund fühlen sie sich auch nicht von der Außenwelt als psychisch Behinderte abgelehnt. Benachteiligungen empfinden sie dagegen durch finanzielle Einbußen und entgangene berufliche Möglichkeiten. Zwei Bewohner vergleichen ihre Situation mit der von Obdachlosen als einzige, aber auch schlechtere alternative Lebensform.

Das in der Literatur geschilderte Problem der Balance zwischen Struktur und Freiraum findet sich in den Ergebnissen der Untrsuchung ebenfalls in einer völlig anderen Ausprägung wieder. In der Literatur gewann man den Eindruck, als ob die Struktur von außen über die Bewohner gestülpt werden müsse und diese dagegen opponieren. Ihr Fehlen würde, so schien es, zu einem Chaos führen. Die beobachteten Bewohner haben sich dagegen selbst eine sehr hoch ausgeprägte Struktur gegeben. Auf den ersten Blick erscheint das Zusammenleben zwar sehr unorganisiert und von Untätigkeit geprägt, bei genauerem Hinsehen entdeckt man jedoch einen hohen Organisationsgrad, der in der Verteilung der Aufgaben seinen Ausdruck findet. Ihre Selbstorganisation, die nicht in Frage gestellt wird, sichert das Funktionieren dieser Wohngruppe. Über das Zusammenleben wacht eine selbstgewählte Autorität aus ihren Reihen. Anforderungen durch Arbeit oder anderen sogenannten tagesstrukturierenden Maßnahmen haben sich diese Bewohner zum überwiegenden Teil entzogen.

Auch der Aspekt des Versorgtwerdens wurde in der Untersuchung wiedergefunden. Zum Ausgleich für ihre Benachteiligungen nehmen sie bereitwillig Versorgungsleistungen in Anspruch und fordern diese auch ein.

Die Bewohner können nicht dazu bewegt werden, selbst regelmäßig die Mittagsmahlzeit zuzubereiten. Ebenso zeigen sie wenig Neigung, Reinigungsarbeiten auszuführen. Es scheitert dabei nicht am Nichtkönnen, sondern Aussagen belegen, daß der Grund vielmehr im Nichtwollen liegt. Einige Bewohner äußern die Hoffnung, daß eine zukünftige Bewohnerin oder aber Lebenspartnerin diese Aufgaben erfüllen könnte. Dies könnte ein Hinweis darauf sein, daß diese Arbeiten auch nicht mit ihrem männlichen Rollenverständnis zu vereinbaren sind.

Von Bedeutung ist der aus der Forschung gewonnene Aspekt „Abriß des Lebenslaufes". Im Literaturstudium wurde er unter dem Aspekt „Geschichtslosigkeit und Erwerb von Biographie" bereits genannt. Den Eindruck, daß der Erwerb der Biographie durch eine „Aussöhnung mit der eigenen Geschichte" den Zustand der Geschichtslosigkeit umkehrbar machen kann, vermittelte der überwiegende Teil der Autoren.

Was sich jedoch in dieser Arbeit abzeichnet, findet in dem vom Langegger (1983, S. 46) verwendeten Begriff vom „Tod im Leben" eher seine Entsprechung. Für die Bewohner ist es so selbstverständlich, daß der Lebenslauf mit der letzten stationären Aufnahme endet, daß sie darüber noch nicht einmal Trauer zeigen.

Den bereits bei den Ergebnissen in Abschnitt 2.7.2 als wesentlich bezeichneten Aspekt der Bildung für die Rangfolge in der Wohngruppe kann man ebenfalls der Biographie zuordnen. Die dort gefundenen Attribute, wie Ausbildung und Berufstätigkeit, haben ihre Wurzeln in der Lebensgeschichte der Bewohner. Der Aspekt der Bildung ist gleichzeitig ein Beleg für den Aspekt des Abriß des Lebenslaufes.

Die Bewohner verharren in einer hierarchischen Rangfolge, die durch den vorstationär erworbenen sozialen Status legitimiert wird. Das Lesen von Büchern ist der Versuch, diesen Bildungsstand zu halten, oder, wie ein Bewohner es sagt, *„...um nicht geistig zu verfallen"*.

Spätere Bemühungen, wie das Regelmäßig-arbeiten-gehen, führen zu keinem Prestigegewinn innerhalb der Wohngruppe. Umgekehrt führt es auch zu keinem Prestigeverlust, wenn der Bewohner sich diesen Anforderungen entzieht.

2.8.1 Empfehlungen

Durch diese Arbeit wurden sehr intime Kenntnisse über das Alltagsleben von sechs chronisch psychisch kranken Menschen gewonnen. Dieses neu hinzugewonnene Wissen muß, wenn es nicht nur akademisches Interesse befriedigen will, zu einer Neuanpassung der Hilfen führen.

Für die untersuchte Wohngruppe sind die MitarbeiterInnen vor allem wichtig zur Sicherstellung von Versorgungsleistungen. In Anbetracht ihres

Lebensalters und der langen Hospitalisierung ist es wahrscheinlich, daß diese Bewohner in einigen Bereichen dauerhaft Hilfestellungen benötigen.

Dies ist nicht die zwangsläufige Folge ihrer Behinderung, sondern verursacht durch das Fehlen professioneller Pflege und Betreuung über Jahre und Jahrzehnte. Die beobachteten Bewohner haben jedoch zur Selbsthilfe gegriffen und ihr Leben weitestgehend selbst organisiert. Durch diese Organisation und Struktur sind sie allerdings so eng aneinander gebunden, daß die Entlassung eines Einzelnen kaum noch zu realisieren ist. Ein Beleg dafür ist die Erkrankung während der Entlassungsvorbereitung des Herrn B.

Möglich und nun auch angestrebt, ist die Entlassung dieser sechs Bewohner gemeinsam unter Beibehaltung der vertrauten Umgebung und bei Sicherstellung gewisser Versorgungsleistungen, wie zum Beispiel der mittäglichen Speiseversorgung. Das würde bedeuten, daß die Wohnheimplätze umgewandelt würden in Mietwohnraum und alle Leistungen ambulant erbracht werden. An der persönlichen Situation dieser Bewohner würde sich wenig ändern, aber möglicherweise bewirkt diese kostenrechtliche Änderung eine Steigerung des Selbstbewußtseins der Heimbewohner, die dann Bürger der Stadt X. wären.

Diese Hilfe kommt für diese Bewohner spät. Kritisch kann man auch fragen, ob sie nicht auch die resignative Anerkennung des Versagens therapeutischer Bemühungen ist. Für Albert C., Günter E., Peter P., Heinrich B., Ignaz W. und Kurt T. aber scheint es der noch einzig mögliche Weg in eine relative Selbständigkeit zu sein.

Empfehlungen für die Zukunft über das Untersuchungsfeld hinaus können für andere Bewohner ähnliche Entwicklungen vermeiden helfen. Diese Empfehlungen betreffen die Ebenen der Praxis, des Managements, der Ausbildung und der Forschung.

2.8.1.1 Pflegepraxis

Eine Überprüfung der Ziele, Maßnahmen und der dahinterstehenden Wertvorstellungen ist eine Konsequenz aus den Untersuchungen zu diesem Kapitel.

Die individuellen Möglichkeiten und Bedürfnisse des Bewohners unter seiner Einbeziehung bei der Planung der Maßnahmen müssen stärker berücksichtigt werden. Voraussetzung dafür ist eine umfassende Pflegeanamnese mit einer genauen Erhebung der biographischen Daten. Häufig wird bei einer langdauernden psychischen Erkrankung lediglich noch die Zahl und Dauer stationärer Behandlungen in sogenannten Stammblättern erhoben. Eine Auseinandersetzung mit der Geschichte des Bewohners kann so nicht stattfinden, da die Lebensgeschichte auf die Krankengeschichte reduziert wird. Vermutlich verstärkt diese Praxis den Abriß des Lebenslaufes und behindert den Rehabilitationsprozeß. Durch gezielte Bildungsarbeit, die sich am individuellen Bildungsstand des Behinderten orientiert, wird dieser möglicherweise in die Lage versetzt, seinen Lebensfaden wieder neu zu knüpfen. Das kann der Englischkurs sein oder aber die Schweißerausbildung. Die Pflegenden müssen in der Auseinandersetzung mit der Lebensgeschichte des Behinderten die geeigneten Hilfen vermitteln.

2.8.1.2 Pflegemanagement

Aufgrund der Ergebnisse der Arbeit lassen sich Empfehlungen für die strukturellen Bedingungen einer Wohneinrichtung für seelisch Behinderte machen.

Eindeutig wird die Notwendigkeit bestimmter baulicher Voraussetzungen durch den Aspekt des Zusammensitzens belegt. Gemeinschaftsräume und abschließbare Einzelzimmer sind für das Wohnen chronisch psychisch Behinderter unabdingbar. Das überrascht nicht. Es stellt sich aber die Frage, warum das Heimgesetz Einzelzimmer noch nicht vorschreibt (Kunz, Ruf & Wiedemann, 1992, S. 227).

Für die sichere Einschätzung des Unterstützungsbedarfs ist qualifiziertes Pflegepersonal, das Wissen über den Alltag chronisch psychisch Behinderter hat, notwendig. Für eine bewohnerorientierte Pflege im oben angedeuteten Sinne ist eine formale Qualifizierung nicht ausreichend. Da das Wissen über chronisch psychisch Kranke in der Krankenpflegausbildung nicht in einem ausreichenden Maß erworben wird, muß dieses durch Fort- und Weiterbildungsangebote vermittelt und durch geeignete Maßnahmen kritisch reflektiert werden.

Dies kann z. B. durch regelmäßige Fallbesprechungen geschehen. Der dadurch erforderliche Zeitbedarf muß im Management berücksichtigt werden.

2.8.1.3 Pflegeausbildung

Die Krankenpflegausbildung vernachlässigt bisher den chronisch psychisch Behinderten. Der Schwerpunkt liegt eindeutig bei den Akutkranken. So findet sich in einem Lehrbuch der Psychiatrie für Krankenpflegeberufe auf einer der letzten Seiten ein Kapitel über chronisch psychisch Kranke mit 34 Zeilen (Michel, 1989, S. 136).

Das dokumentiert deutlich den Wissensnotstand im Bereich der Pflege dieser Menschen. Praxiseinsätze in den Wohnbereichen während der Ausbildung können dieses Wissen erhöhen.

Über inhaltliche Verbesserungen kann an dieser Stelle noch nichts gesagt werden. Ergebnisse der Pflegeforschung können die dafür notwendigen Grundlagen schaffen.

2.8.1.4 Pflegeforschung

Auffallend ist die große Übereinstimmung der in der Literatur gefundenen Aspekte mit denen aus der Untersuchung. Die Polaritäten Nähe und Distanz, Struktur und Freiraum, Ablehnung und Akzeptanz, Geschichtslosigkeit und der Erwerb von Biographie sowie Versorgtwerden und der Erwerb von Alltagskompetenz finden sich in den Untersuchungsergebnissen wieder, teilweise in anderer Ausprägung und anderen Zusammenhängen. Dies deutet möglicherweise darauf hin, daß diesen Aspekten eine zentrale Bedeutung für die Pflege chronisch psychisch Kranker in Wohngruppen zukommt.

Sollte sich diese Annahme durch weitere empirische Forschungen bestätigen, könnte auf dieser Grundlage eine Theorie der Pflege psychisch Behinderter entwickelt werden. Das daraus abgeleitete Pflegekonzept könnte den Pflegenden in diesen Einrichtungen eine konkrete Hilfe und ein Leitfaden bei der Einschätzung der Ressourcen psychisch Behinderter und der Ermittlung des individuell angemessenen Unterstützungsbedarfs sein. Diese bewohnerzentrierte Einschätzungshilfe, die sich an den zentralen Aspekten ihres alltäglichen Lebens orientiert, würde den Rückgriff auf die Wertvorstellungen der Pflegenden überflüssig machen.

Ein solche Konzeption und weitere theoriegeleitete Forschungen zu den einzelnen Aspekten könnten zum schrittweisen Abbau des Wissensnotstandes über den Alltag chronisch psychisch behinderter Menschen beitragen.

2.8.2 Untersuchungskritik

Die beschriebenen Untersuchungsmethoden haben sich grundsätzlich als geeignet erwiesen. Ohne die Kombination der Beobachtung mit dem Interview und der Gruppendiskussion wäre es nicht möglich gewesen, innerhalb der vorgegeben Zeit zu Ergebnissen zu gelangen. Dem Forschungsgegenstand angemessen wäre sicherlich ein Beobachtungszeitraum von mehreren Monaten gewesen.

Die Durchführung des Forschungsvorhabens am eigenen Arbeitsplatz war Risiko und Chance zugleich. Das Risiko bestand darin, daß der Untersucher zum einen stets darauf achten mußte, nicht in Handlungsabläufe einzugreifen und zum anderen, aufgrund der Vertrautheit mit dem Forschungsgegenstand wesentliche Aspekte zu übersehen. Diese Vertrautheit mit dem Feld war aber auch die Chance, zu Beobachtungen zu kommen, die eine fremde Person nicht in gleicher Weise hätte machen können.

Möglicherweise hat die Anwesenheit des den Patienten persönlich bekannten Untersuchers einigen Aspekten ein anderes Gewicht gegeben. Der Aspekt des Versorgtwerdens kann dadurch, daß dieser die Möglichkeit hatte, geäußerte Wünsche der Bewohner zu erfüllen, verzerrt worden sein. Ebenso hat die Anwesenheit möglicherweise Streit der Bewohner verhindert. Dies kann nicht ausgeschlossen werden.

Während der Untersuchung entwickelte sich zwischen den Bewohnern und dem Untersucher eine große Vertrautheit. Ein Bewohner rief wegen eines Problems bei diesem zu Hause an, was bis dahin unüblich war. Auch entdeckte der Untersucher bei sich eine gewisse Parteinahme für die Bewohner, daher ist es wichtig, daß kein völliger Rückzug aus dem Feld erfolgt. Durch regelmäßige Besuche wird der Kontakt aufrechterhalten.

Die Untersuchung hat gelehrt, als Untersucher mit eigenen Lösungsvorschlägen und Interventionen zurückhaltend umzugehen und stattdessen in Zukunft mehr auf die Selbsthilfepotentiale der Bewohner zu vertrauen.

Der Mittelpunkt dieser Untersuchung stand der behinderte Bewohner. Die Probleme Pflegender im Umgang mit chronisch psychisch Behinderten konnten daher hier nicht berücksichtigt werden.

„März ist hier in Lohberg wohl abhanden gekommen", zitiert Kipphardt (1978, S. 6) einen chronisch psychisch Behinderten. Das Sichtbarmachen der Alltagsgestaltung dieser „abhandengekommenen" Menschen war Anliegen der Untersuchungen zu diesem Kapitel. Daraus sollen Verständnis und eine den Bedürfnissen dieser Menschen gerecht werdende Pflege erwachsen.

2.9 Literatur

Atteslander, P.: Methoden der empirischen Sozialforschung, 7. Auflage. Walter de Gruyter, Berlin, 1993

Berger, E.: Vor Einhundertundfünfundzwanzig Jahren. Einhundertundfünfundzwanzig Jahre Niedersächsisches Landeskrankenhaus Osnabrück, Hrsg. Niedersächsisches Landeskrankenhaus Osnabrück, 1993, S. 13–16

Berger, H.: Wieder rauf ans Licht! Aus der Praxis Therapeutischer Wohngemeinschaften. Psychiatrie-Verlag, Bonn, 1989

Bongartz, D., Goer, A.: Irrwege: Ein Psychiatrie-Buch. Rowohlt Taschenbuch Verlag, Reinbek, 1981

Bundesarbeitsgemeinschaft der Träger der überörtlichen Sozialhilfe: „Beschreibung der Wohnformen für Behinderte und sachliche Zuständigkeit", Betreutes Wohnen: Arbeitsmaterialien, K.-E. Brill (Hrsg.), AG SPAK, München, 1988

Bundesministerium für Gesundheit (Hrsg.): Modellprojekt: Arbeit und Ausbildung für psychisch kranke Jugendliche und junge Erwachsene. Nomos Verlagsgesellschaft, Baden-Baden, 1993

Decker, Chr., Hofstetter, G.: Die Kunst der kleinen Dinge des Alltags oder: Wie entsteht Gleichheit zwischen Bewohnern und Mitarbeitern? In: Dörner, K. (Hrsg.): Aufbruch der Heime. Verlag Jacob van Hoddis, Gütersloh, 1991, S. 59–68

Dörner, K.: Wie gehe ich mit Bewohnern um? In: Dörner, K. (Hrsg.): Aufbruch der Heime. Verlag Jacob van Hoddis, Gütersloh, 1991, S. 32–58

Dörner, K.: Bürger und Irre: Zur Sozialgeschichte und Wissenschaftssoziologie der Psychiatrie. Fischer Taschenbuchverlag, Frankfurt, 1975

Eikelmann, B.: Gemeindenahe Psychiatrie: Tagesklinik und komplementäre Einrichtungen. Urban und Schwarzenberg, München, 1991

Finzen, A.: Das Ende der Anstalt: Vom mühsamen Alltag in der Reformpsychiatrie. Psychiatrie-Verlag, Bonn, 1990

Fjelland, R., Gjengedal, E.: A Theoretical Foundation for Nursing as a Science. In: Benner, P. (Hrsg.): Interpretive phenomenology: enbodiment, caring, and ethics in health and illness. Sage Publication Inc., Thousands oaks, California, 1994, S. 3–23

Goffman, E.: Asyle: Über die soziale Situation psychiatrischer Patienten und anderer Insassen. Suhrkamp Verlag, Frankfurt/Main, 1973

Girtler, R.: Vagabunden der Großstadt: Teilnehmende Beobachtung in der Lebenswelt der „Sandler" Wiens. Thieme Verlag, Stuttgart, 1980

Gromann-Richter, P.: Wohnen, Arbeiten und Tagesgestaltung die funktionale Organisation von Hilfen. In: Kruckenberg, P., Jagoda, B. (Hrsg.): Personalbemessung im komplementären Bereich von der institutions- zur personenbezogenen Behandlung und Rehabilitation. Selbstverlag Aktion psychisch Kranke e. V., Bonn, 1994, S. 114–120

Grypdonck, M.: Writing a literature review. Module Literatustudie, Master of science Degree Course, Hogeschool Midden Nederland, 1994

Kesselring, A.: Ethik und Forschung. Pflege, 5:1, 4–10 (1992), Huber Verlag, Bern

Kipphardt, H.: März. Rowohlt Taschenbuchverlag, Reinbek, 1978

Kistner, W.: Der Pflegeprozeß in der Psychiatrie. Gustav Fischer Verlag, Stuttgart, 1992

Kitzig, H.-P.: Zur Psychiatrie des chronisch Kranken. Selbstverlag, Osnabrück, o. J.

Kugler, G.: Mit langzeitkranken Menschen leben lernen. Deutsche Krankenpflegezeitschrift, 45:8 518–524 (1992), Kohlhammer Verlag, Stuttgart

Kunz. E.; Ruf, F.;Wiedemann, E.: Kommentar zum Heimgesetz, C.H. Beck, München, 1992

Lamnek, S.: Qualitative Sozialforschung, Band 1, Methodologie, 2. Auflage. Psychologie Verlags Union, Weinheim, 1993

Lamnek, S.: Qualitative Sozialforschung, Bd. 2, Methoden und Techniken, 2. Auflage. Psychologie Verlags Union, Weinheim, 1993

Langegger, F.: Doktor, Tod und Teufel: Vom Wahnsinn und von der Psychiatrie in einer vernünftigen Welt. Suhrkamp Tachenbuchverlag, Frankfurt/Main, 1983

Lauer, G.: Bereichsspezifische subjektive Lebensqualität und krankheitsbedingte Einschränkungen chronisch schizophrener Patienten. Psychiatrische Praxis, 21, 70–73 (1994), Thieme Verlag, Stuttgart

Literatur

Lauer, G.: „Ergebnisse der Lebensqualitätsforschung bei chronisch psychisch Kranken", Psychiatrische Praxis, 20 (1993),Thieme Verlag, Stuttgart, 88–90

Lorenz-Krause, R.: Zur Konzeption praxisbezogener Pflegeforschung. Deutsche Krankenpflege-Zeitschrift, 42:5, 290–296 (1989) Kohlhammer Verlag, Stuttgart

Macholdt, Ch., Brigis, T., Mosch, G.: Beschütztes Wohnen als Übergang in die Selbständigkeit. In: Bosch, G., Kulenkampff, C. (Hrsg.): Komplementäre Dienste – Wohnen und Arbeiten. Rheinland-Verlag GmbH., Köln, 1985, S. 15–23

Mannsdorff, P.: Das verrückte Wohnen: Erfahrungsbericht aus einer psychiatrisch-therapeutischen Wohngemeinschaft. Herder Verlag, Freiburg, 1994

Mayring, Ph.: Einführung in die qualitative Sozialforschung, 2. Auflage. Psychologie Verlags Union, Weinheim, 1993

Michel, K.: Psychiatrie für Krankenpflegeberufe. Ferdinand Enke Verlag, Stuttgart, 1989

Plog, U.: Therapeutische Wohngemeinschaft Zuflucht und Behausung. In: Zeller, G., Zindel, K. (Hrsg.): Ich fühl mich hier wohl – und das ist das Wichtigste: Ein Beitrag zur Enthospitalisierung chronisch psychisch kranker Menschen. Weissenhof Verlag, Heilbronn, 1991, S. 43–51

Rexer, A.: Die Arbeit des Pflegepersonals im psychiatrischen Langzeitbereich. Deutsche Krankenpflegezeitschrift, 45:8, 534–538 (1993), Kohlhammer Verlag, Stuttgart

Runde, P.: Die soziale Sitation der psychisch Behinderten und ihrer Rehabilitation. Wilhelm Goldmann Verlag, München, 1971

Schmid, A.: Resozialisierung von Patienten in der Langzeitpsychiatrie. Deutsche Krankenpflegezeitschrift, 45:8, 539–540 (1992), Kohlhammer Verlag, Stuttgart

Schmidt-Rüther, I.: Gesunde Beziehungen Gesundes Milieu: der Beitrag psychiatrischer Pflege zu diesen Zielen. In: Schädle-Deininger, H. (Hrsg.): Pflege, Pflege-Not, Pflege-Not-Stand: Entwicklungen psychiatrischer Pflege. Psychiatrie-Verlag, Bonn, 1990, S. 125–130

Schneemann, H.: Subjektive Bewertungen therapeutischer Wohngemeinschaften. In: Zeller, G., Zindel, K. (Hrsg.): Ich fühl mich hier wohl – und das ist das Wichtigste: Ein Beitrag zur Enthospitalisierung chronisch psychisch kranker Menschen. Weissenhof Verlag, Heilbronn, 1993, S. 225–268

Schröck, R.: Das Beginnen und das Beenden einer Beziehung. Deutsche Krankenpflegezeitschrift, 44:8, 699–704 (1991), Kohlhammer Verlag, Stuttgart

Schröck, R.: Forschung in der Krankenpflege: Methodologische Probleme. Pflege 1:2, 84–93 (1988), Huber Verlag, Bern

Schwediauer, K.: Alltag im Steinhof: Leben in einer psychiatrischen Großanstalt. Böhlau Verlag, Wien, 1984

Teusch, L.: Die therapeutische Gemeinschaft in der Bundesrepublik. Dissertationsdruck, Augsburg, 1977

Tobias, K.-H.: „Damit ich wieder normal leben kann...": Bilder einer Wohngemeinschaft psychisch Behinderter. Psychiatrie-Verlag, Rehburg-Loccum, 1984

Veltin, A.: Die Gleichzeitigkeit des Ungleichzeitigen: Chronisch psychisch Kranke: Was hat sich im Umgang mit ihnen verändert? In: Thon, A., Wulff, E. (Hrsg.): Psychiatrie im Wandel. Psychiatrie-Verlag, Bonn, 1990, S. 215–236

Villinger, U.: Wie geht es uns denn heute – wir baden jetzt... Der Alltag gefährlicher Pflege. In: Schädle-Deininger, H. (Hrsg.): Pflege, Pflege-Not, Pflege-Not-Stand: Entwicklungen psychiatrischer Pflege. Psychiatrie-Verlag, Bonn, 1990, S. 103–108

Wagner, B.: Menschen einer Psychiatrie: Wie normal sind die Normalen? Magulski Verlag, Konstanz, 1988

Wagner, B.: Szenen einer Psychiatrie: Streitschrift gegen die Konzentration des Wahnsinns und für mehr psychosoziale Kultur. Magulski Verlag, Konstanz, 1988

Weig, W.: „Psychiatrische Rehabilitation im Zusammenspiel von Krankenhaus und psychiatrischen Einrichtungen", Aktuelle Kernfragen in der Psychiatrie, Hg. F. Böcker und W. Weig, Berlin, Springer Verlag, 1988, 198–207

Weigand, H.: Alltagsbegleitung, Eigenes Leben sichern. In: Bock, Th., Weigand, H. (Hrsg.): Hand-werks-buch Psychiatrie. Psychiatrie Verlag, Bonn, 1992, S. 259–269

3 Gewalt in der Pflege

Wolfgang Scharf

3.1 Einleitung

Als Krankenpfleger und stellvertretende Pflegedienstleitung eines psychiatrischen Krankenhauses bin ich immer wieder mit dem Thema Gewalt in der Pflege konfrontiert.

Von besonderer Relevanz ist für mich dabei die alltäglich vorkommende Gewalt von Pflegekräften gegenüber Patienten. Immer wieder gibt es im Arbeitsalltag Fälle, in denen Patienten angeschrien, geschubst, geschlagen oder durch Ignorieren ihrer Bedürfnisse gestraft werden. Die ausführenden Mitarbeiter sind Menschen „wie Du und ich", meist Personen, denen man solche Taten nicht zutrauen würde und denen häufig gar nicht klar ist, daß ihr Tun einen Akt der Gewalt darstellt.

Bei intensiverem Nachdenken wurde mir klar, daß auch ich Gewalt ausübe, die auf den ersten Blick häufig gar nicht offensichtlich und erkennbar ist. Auch ich in meinem Alltag auf den Stationen nehme Gewalt nicht immer wahr, obgleich ich von mir glaube, dafür sensibel zu sein. Erst im Laufe der Jahre wurde mir die permanente Gewalt gegen den Patienten bewußt, die z. B. darin bestehen kann, daß ihm Spaziergänge verordnet werden, obwohl er nie gerne spazierengegangen ist. Der Patient wird damit zu einer Person, mit der etwas gemacht wird, das sie nicht will, das aber aus therapeutischen Gründen als sinnvoll erachtet wird.

Dies spiegelt sich für mich auch jetzt in meiner Position als stellvertretender Pflegedienstleiter wieder, wenn ich mich in Gesprächen mit Mitarbeitern immer wieder bei der Frage ertappe: „Was ist für den Patienten geplant?" Statt zu fragen: „Was ist mit dem Patienten geplant?" Wenn ich mich so deutlich als jemand verstehe, der am besten weiß, was für den Patienten gut ist, auf jeden Fall besser als dieser selbst, ist der Schritt nicht mehr weit, ihn zu sanktionieren, wenn er meiner Vorstellung nicht folgt.

Entscheidend ist aber zunächst, solche Situationen überhaupt als eine Form von Gewalt zu erkennen. Für mich entsteht dabei die Frage, über welches Gewaltverständnis Pflegekräfte verfügen und ob diese Auffassung von Gewalt weitgehend identisch ist bzw. ob es individuell deutlich unterschiedliche Auffassungen davon gibt, was Gewalt im pflegerischen Alltag eigentlich ist. Zudem interessieren dabei die Bedingungen, die Pflegekräfte aus ihrer Erfahrung als gewaltfördernde oder gewaltauslösende Bedingungen empfunden oder beobachtet haben. Nur wenn ich die Bedingungen kenne, unter denen ein Mitarbeiter sich durch kein anderes Mittel als den Zugriff auf Gewalt zu helfen weiß, bin ich in der Lage, solche Bedingungen und damit solche Reaktionen auszuschalten.

Das Gewaltverständnis von Pflegekräften sowie ihre Erfahrungen bezüglich der Bedingungen, unter denen gewalttätige Reaktionen auftreten, sind Inhalt dieser Untersuchung und dieses Kapitels.

3.2 Literaturstudie

Die Studie der relevanten deutschsprachigen Publikationen diente der Annäherung an die Thematik der Untersuchung. Methode und Vorgehen orientieren sich am Aufsatz von Grypdonck (1992) sowie an Polit und Hungler (1989). Außerdem hinzugezogen wurde Eco (1990). Insgesamt handelt es sich um die Phasen Literatursuche, Literaturanalyse und Literaturbewertung.

3.2.1 Methode und Vorgehen

Zunächst wurden Fachzeitschriften und Journale nach Artikeln zum Thema durchsucht. Eingesehen wurden die Zeitschriften „Die Schwester, der Pfleger" in den Jahrgängen 1984 bis 1994 sowie die „Deutsche Krankenpflegezeitschrift" in den Jahrgängen 1984 bis 1994 in der Bibliothek der Katholischen Fachhochschule Norddeutschland in Osnabrück. Ferner wurden die Zeitschriften „Sozialpsychiatrische Informationen" in den Jahrgängen 1990 bis 1994, „Psychologie heute" in den Jahrgängen 1990 bis 1994 und „Psychiatrie und Praxis" in den Jahrgängen 1982 bis 1994 in der Bibliothek eines Krankenhauses im Rheinland sowie die Zeitschrift „Pflege" in den Jahrgängen 1993 bis 1994 aus eigenen Beständen eingesehen.

Die computergestützte Literatursuche fand über DIMDI (Deutsches Institut für Medizinische Dokumentation und Information) statt, und zwar in der Datei Heclinet. Heclinet ist eine Literaturdatenbank, die deutsch- und englischsprachige Literatur zum Gebiet des Krankenhauswesens enthält. Ausgehend vom Schlagwort „Gewalt in der Pflege" wurden 79 Literaturhinweise gefunden, von denen sich 64 auf den deutschen Kulturraum beziehen. Davon wurden nicht ausgewertet:

Literaturstudie

- 12 Quellen, die sich auf die Situation in der Altenpflege beziehen,
- 17 Quellen, die eine Darstellung der Situation in der Zeit des Nationalsozialismus zum Inhalt haben,
- 7 Quellen, die sich mit Patiententötungen beschäftigen, was hier nicht von Interesse ist, da es sich nicht um die „alltägliche" Gewalt, sondern um extreme Gewaltakte handelt.

Um das Ausmaß der zu sichtenden Literatur nicht zu sprengen, wurde trotz der zu erwartenden interessanten Aspekte auf eine Auswertung verzichtet.

Weiterhin ausgesondert wurden 15 Quellen, die aus anderen Gründen als nicht zum Thema gehörig angesehen wurden, wie z. B. staatliche Landespläne, Quellen zur Rechtsprechung oder Quellen zur forensischen Psychiatrie, deren Bedingungen als so außergewöhnlich gelten müssen, daß sie nicht auf die Situation der übrigen psychiatrischen Bereiche verallgemeinert werden können.

Damit verblieben aus der computergestützten Literatursuche 13 relevante Literaturquellen, die zum Teil bereits aus der Zeitschriftendurchsicht bekannt waren, sowie 7 Quellen, die bei der Zeitschriftendurchsicht gefunden und nicht durch DIMDI genannt worden waren. Drei Aufsätze lagen aufgrund privater Kontakte vor; dabei handelt es sich um Arbeiten dem Autor persönlich bekannter Stationsleitungen, die diese im Rahmen ihrer Weiterbildung zur Stationsleitung angefertigt hatten. Eine Arbeit stammt aus der Bibliothek der Katholischen Fachhochschule Norddeutschland, Osnabrück, 8 andere Quellen aus der eigenen Bibliothek, unter anderem die verwendeten Lexika. Weiterhin wurden 5 Quellen durch Sichtung der in der Primärliteratur aufgeführten Literaturverzeichnisse gewonnen.

Trotz Suchauftrags konnten in der zur Verfügung stehenden Zeit nicht alle aus der computerunterstützten Literatursuche bekannten Arbeiten beschafft werden. Einige der vorliegenden Arbeiten wurden wegen inhaltlicher Übereinstimmungen mit anderen Arbeiten nicht hinzugezogen. Von den dann vorliegenden Arbeiten bezogen sich 9 ausschließlich auf vom Patienten ausgehende Gewalt. Da diese Fragestellung nicht von Interesse war, wurden diese Artikel nicht ausgewertet.

Insgesamt wurden in der Studie 8 Arbeiten ausgewertet, die sich mit dem Thema der Gewalt durch Pflegekräfte beschäftigen.

3.2.2 Bearbeitung der Literatur

Die gefundene Literatur wurde gemäß Grypdonck (1992) in qualitativer Weise bearbeitet. Dabei konnten folgende Themenbereiche entwickelt werden:

- Definition von Gewalt,
- Theorien zur Gewaltentstehung,
- Bedingungen, unter denen Gewaltentstehung gefördert wird,
- Lösungsansätze zur Gewaltverminderung.

3.2.2.1 Definition von Gewalt

In den meisten der hinzugezogenen Lexika wird unter dem Begriff „Gewalt" das Thema „Staatsgewalt" bzw. der Gewaltbegriff im Strafrecht behandelt.

Meyers enzyklopädisches Lexikon (1974, S. 281) definiert über den im Strafrecht bestehenden Gewaltbegriff hinaus: „In den Sozialwissenschaften bedeutet G. die Anwendung von phys. und/oder psych. Zwang gegenüber einem anderen, um diesem Schaden zuzufügen bzw. ihn der Herrschaft des G.-ausübenden zu unterwerfen oder um solcher G.-ausübung (mittels Gegen-G.) zu begegnen... Konzepten von G. stehen wissenschaftl. Bemühungen gegenüber, die die Ursachen von → Frustration und → Aggression sozialer Gruppen untersuchen."

Im Stationshandbuch Klinische Krankenpflege des Royal Marsden Hospital (zit. n.: Die Schwester Der Pfleger, 29. Jahrg. 1/90, S. 28) wird definiert: „Gewalttätigkeit ist die Ausübung physischer Gewalt in der Form, daß der Gewalttätige sich selbst, andere Personen oder Sachen verletzt oder beschädigt. Aggression ist die Androhung von Gewalt." Aufgrund dieser Definition werden im weiteren die Begriffe „Aggression" bzw. „Aggressivität" mit einbezogen.

Im Wörterbuch zur Psychologie (1975, S. 44) heißt es unter dem Stichwort „Aggressivität": „Allgemeine und umfassende Bezeichnung für gehäuft auftretendes feindseliges, sich in verbalen oder tätlichen Angriffen äußerndes Verhalten bzw. das Überwiegen feindselig-ablehnender und oppositioneller Einstellungen beim Menschen."

3.2.2.2 Theorien zur Gewaltentstehung

In der Literatur fanden sich drei verschiedene Theorien zur Entstehung von Aggression und damit von Gewalt, nämlich die Trieb- oder Instinkttheorien, die Frustrations-Aggressions-Theorie sowie die Sozialen Lerntheorien der

Aggression. Zur Darstellung der verschiedenen Theorien wurden folgende Arbeiten herangezogen: Heckhausen (1980, S. 358 ff.), Chappuis (1984, S. 23) und Hanke (1982, S. 15).

Trieb- und Instinkttheorien. In seiner psychoanalytischen Theorie nimmt Freud (1930) das Vorhandensein eines eigenen Aggressionstriebes in Form des „Todestriebes" an. In ähnlicher Weise vertritt Lorenz (1963) die Ansicht, daß im Organismus permanent eine Art aggressiver Triebenergie erzeugt werde, die sich so lange ansammelt, bis ein auslösender Reiz zur Entladung führt.

Da diesen Theorien zufolge Aggression eine Disposition ist, die im Organismus verankert ist, ist praktisch immer ein aggressives Potential im Menschen vorhanden, das auf die eine oder andere Art abgebaut werden muß, sei es durch Sport, wie Lorenz empfiehlt, sei es eben durch aggressives Verhalten.

Frustrations-Aggressions-Theorie. Nach der Frustrations-Aggressions-Theorie ist Aggression die Folge erlebter Frustrationen. Chappuis (1984, S. 23) definiert Frustrationen als „verhinderte Trieberfüllung", als „längerdauerndes Versagen einer Bedürfnisbefriedigung" oder das Erleben „als unangemessen empfundener Strafen und unlösbarer Situationen". Summiert sich die Anzahl der erlebten Frustrationen, so kommt es zur Aggression.

Während die von Dollard u.a. (1939) entwickelte Frustrations-Aggressions-Theorie dabei einen gewissen Automatismus annimmt, dem zufolge Aggression immer die Folge von Frustration ist und Frustration immer zu Aggression führt, hängt in der Realität das Auftreten der Aggression auch von der Fähigkeit des Individuums, mit den erlebten Frustrationen umzugehen, also von seiner Frustrationstoleranz ab. Diese wiederum wird beeinflußt davon, welche möglichen Reaktionen auf erlebte Frustrationen das Individuum in seiner Entwicklung gelernt hat. Daraus wird ersichtlich, daß die Frustrations-Aggressions-Theorie und die Lerntheorien einander ergänzen.

Soziale Lerntheorien der Aggression. Nach den Lerntheorien wird ein Mensch dann vermehrt aggressives Verhalten zeigen, wenn er die Erfahrung gemacht hat, daß aggressives Verhalten zum Erfolg, d. h. zu einem vom Individuum gewünschten Zustand führt. Hat also ein Mensch direkt oder indirekt, d. h. am Modell, z. B. an den Eltern oder an Arbeitskollegen die Erfahrung gemacht, daß man auf erlebte Frustration erfolgreich mit Aggression reagiert, so wird er auch künftig auf ähnliche Situationen aggressiv reagieren.

Nach der Betrachtung der Theorien für das Entstehen von Aggression ist davon auszugehen, daß im Krankenhaus um so mehr Aggression entsteht, je frustrierender das Arbeitsumfeld gestaltet ist. Ein besonders frustrierendes Arbeitsumfeld ist dabei in psychiatrischen Krankenhäusern zu erwarten. Psychiatrisch erkrankte Patienten sind aufgrund ihrer Erkrankung seltener in der Lage, sich der ihnen zugeschriebenen Patientenrolle unterzuordnen, als dies bei Patienten somatischer Krankenhäuser der Fall ist. Bereits diese Notwendigkeit der Unterordnung in die Patientenrolle erzeugt vermutlich bei Patienten, die es aufgrund ihrer Erkrankung nicht können, und bei Pflegekräften die aufgrund ihrer Funktion die Patienten dennoch dazu zwingen müssen ein hohes Maß an Frustration und Aggression. Dieser Gedankengang führt zu der Frage, unter welchen Bedingungen die Entstehung von Gewalt im Krankenhaus gefördert wird.

3.2.2.3 Bedingungen, die Gewaltentstehung im Krankenhaus fördern

In der Literatur werden verschiedene Arten der Gewalt als Folge bestimmter im Krankenhaus herrschender Bedingungen für die Gewaltentstehung beschrieben.

Gewalt als Folge vom Staat und von der Krankenhausstruktur vorgegeber Bedingungen
Gesetzlich legitimierte Gewalt: In ihrer Arbeit, die sich mit der Gestaltung eines gewaltarmen Milieus speziell in psychiatrischen Krankenhäusern beschäftigt, äußert sich Nagel (o. J., S. 9 f.) zur gesetzlich legitimierten Gewalt. Das Spektrum der hier wirksam werdenden Gesetze umfaßt das Psych KG (Psychisch-Kranken-Gesetz), das Betreuungsgesetz sowie das Maßregelvollzugsgesetz (MRVG). Diese Gesetze wurden geschaffen, um willkürlichen Maßnahmen vorzubeugen und stellen somit einen Schutz sowohl für die Gesellschaft als auch für den psychisch Kranken dar.

Dennoch weist Nagel zu Recht darauf hin, daß sich hinter diesen *„durch den Gesetzgeber legitimierten Handlungsmöglichkeiten eines psychiatrischen Fachkrankenhauses"* (Nagel, o. J., S. 10) Akte institutioneller Gewalt verbergen. So sinnvoll und notwendig es auch zum Schutz der Gesellschaft wie des betroffenen Individuums sein mag, einen Menschen z. B. gemäß Psych KG in einer geschlossenen Abteilung unterzubringen, darf dabei doch nicht übersehen werden, daß diesem Menschen damit Gewalt angetan wird.

Strukturell bedingte Gewalt: Krankenhäuser und insbesondere psychiatrische Krankenhäuser sind totale Institutionen (Bisler, 1993), in denen es notwendig ist, ein relativ starres Regelwerk zugrunde zu legen, aufgrund dessen Angehörige unterschiedlicher Berufsgruppen zusammen arbeiten. So ist z. B. ein recht starres Zeitraster erforderlich, damit beispielsweise die Grundpflege beendet ist, wenn Untersuchungen oder therapeutische Gruppen beginnen, die ihrerseits zu dem Zeitpunkt beendet sein müssen, zu dem die Küche das Mittagessen bereit hat.

Bereits diese strukturellen Bedingungen (Nagel, o. J., S. 10) stellen einen Akt der Gewalt dar, machen sie es doch beispielsweise einem Patienten unmöglich, dann zu essen oder zu duschen, wenn er sich hungrig oder schmutzig fühlt.

Darüber hinaus weist Leichtenberger (1992, S. 525 f.) darauf hin, daß Pflegende somit in der Gefahr stehen, eher zu Hütern solcher Regeln und Hausordnungen zu werden, als zu Partnern der Patienten, die bemüht sind, deren Interessen soweit wie möglich zu vertreten. Ein Faktor, der dabei gewisse Bedeutung erlangt, ist natürlich auch, daß ein Patient, der die bestehende Ordnung nicht akzeptiert, damit die Autorität der Pflegekraft in Frage stellt. Somit mag sich für diese Pflegekraft die Notwendigkeit ergeben, den Patienten in die Regelhaftigkeit zu zwingen.

Gewalt als Folge der Bedingungen, die auf die Pflegekraft einwirken
Gewalt als Folge des Erlebens von Ohnmacht und Hilflosigkeit: Das Erleben eigener Ohnmacht und Hilflosigkeit, das Gefühl, den Anforderungen, die Patient, Krankenhaus und Pflegender an sich selbst stellen, nie genügen zu können, führt ebenso zu gewalttätigen Handlungen, wie das Miterleben der Ohnmacht und Hilflosigkeit der Patienten.

Eigene Unsicherheit und Hilflosigkeit, auch die empfundene Angst in angespannten Situationen bringen oft Pflegekräfte dazu, mit Ermahnungen, Androhung von Sanktionen oder manchmal auch durch Ausübung physischer Gewalt zu reagieren. Dabei wird solches Verhalten auch leichtgemacht, wenn der Pflegende in seiner Hilflosigkeit sich auf Hausordnung oder ärztliche Anweisungen berufen kann. Leichtenberger (1992, S. 527) sagt dazu: *„Eine (...) Möglichkeit, solche inneren Spannungen abzubauen, besteht in einer Enthemmung und Loslösung vom sozialen Kontext und von Werten, deren innere Integration nicht mehr vollzogen werden kann. Mitmenschliche Regeln, wie die Unversehrtheit des anderen zu garantieren, Anstand und Respekt vor der Einzigartigkeit und dem Leben des Patienten, gehen verloren. Die einen Pflegenden beginnen dann, Patienten zu schlagen und sie körperlich zu mißhandeln. Andere töten als letzten möglichen Ausweg sich selbst oder andere."*

Doch nicht nur die eigene Hilflosigkeit fördert gewalttätiges Verhalten; auch die am Patienten erlebte Hilflosigkeit erhöht so schreibt Knoll (1985, S. 117 f.) die Gewaltbereitschaft der Pflegekräfte: *„G. Devereux hat 1967 (1973), S. 267 ff., eine Reihe von Fällen unnötig brutaler Tierexperimente untersucht. Er kommt zu dem Schluß, daß es die vorweg eingeleitete Hilflosigkeit des Tieres sein müsse, die in den menschlichen Experimentatoren Hemmschwellen unnötig grausamen Verhaltens auslösen..."*.

Im Weiteren schildert Knoll Fälle *„unnötiger"* Gewalt an psychiatrischen Krankenhäusern und folgert: *„Wir stoßen hier auf ein Bedingungsge-*

füge von hilflos gemachten Therapeuten (diese Hilflosigkeit löst der schwierige Patient aus) und hilflos gemachten Patienten (deren Hilflosigkeit löst die ärztliche Anordnung aus)... zumindest die Hilflosigkeit von Erwachsenen, die vorher andere Erwachsene hilflos gemacht haben, scheint quasi automatisch in einen verdeckten Mechanismus von Gewalt und Gegengewalt einzumünden."

Gewalt als Folge eines Berufsbildes: Die Bereitschaft von Pflegekräften, gewalttätige Handlungen zu begehen, wird zusätzlich beeinflußt durch die Problematik des eigenen Berufsbildes bzw. durch den Sinnverlust, den der Beruf des pflegenden Helfers erlebt hat und den er nicht oder nur teilweise durch veränderte Sinnhaftigkeit ersetzen konnte.

Die historischen Grundmotive der Pflege sind die christlichen Tugenden der Barmherzigkeit und der Nächstenliebe. Eben diese Motive beinhalten aber nicht die in der Realität und im stationären Alltag durchaus vorkommenden Gefühle von Antipathie, Zorn oder Wut; im Gegenteil, sie schließen sie so radikal aus, daß die Pflegekraft sie quasi nicht wahrnehmen darf, weil sie, so Nagel (o. J., S. 17) *„nicht zur Grundhaltung der Krankenpflege"* passen. Auch Kaiser (1993, S. 98) verweist auf den Verdrängungsaspekt: *„Die Anerkennung der Nächstenliebe als Grundhaltung meines Berufs hindert mich daran, Verhaltensweisen wie die der Aggression offen einzugestehen und mit deren Wirklichkeit zu rechnen. Die Nächstenliebe kann also als Meisterin der Verdrängung und Tabuisierung charakterisiert werden!"*

Während früher diese Verleugnung eigener Emotionen noch einen Sinn machte, entstand sie doch aus der *„Verschmelzung mit dem Über-Ich des Pflegeordens, der Hingabe an einen religiösen Wert außerhalb der eigenen Person"* (Schmidbauer, 1991, S. 52), und während früher das religiöse Fundament vielleicht auch den Umgang mit solchen Emotionen erleichterte, fehlt diese Sinnhaftigkeit heute bei den meisten Pflegekräften.

Durch die Verweltlichung der Pflege hat insgesamt ein Sinnverlust stattgefunden, der nur durch berufliche Qualifikation und entsprechende Professionalität ausgeglichen werden kann. Wirklich professionelle Pflegekräfte, die ihre Tätigkeit als Beruf statt als Berufung begreifen, sind in der Lage, sich mit den eigenen Aggressionen auseinanderzusetzen und damit auch mit ihnen umzugehen. Pflegekräfte dagegen, die ihre Tätigkeit als eine aus Nächstenliebe motivierte Berufung verstehen, können und dürfen die eigene Aggressivität nicht zugeben; aber wo Auseinandersetzung nicht stattfindet, fehlt auch die Möglichkeit, Lösungsstrategien zu entwickeln.

Gewalt als Folge des Rollenkonflikts zwischen Arzt und Pflegenden: Der Rollenkonflikt zwischen Ärzten und Pflegekräften führt immer wieder zu Situationen, in denen Pflegekräfte gezwungen sind, gegen die eigenen, aus pflegerischer Sicht gerechtfertigten Überzeugungen und Ansichten zu handeln, um ärztlichen Anordnungen zu folgen. Solche Anordnungen, die der Pflegende selbst u.U. nicht nachvollziehen kann oder die seinen Ansichten zuwiderlaufen dennoch durchführen und durchsetzen zu müssen, kann zu einer Verärgerung führen, die, so meint Nagel (o. J., S. 11), letztendlich auf den Patienten projiziert wird.

Schmidbauer (1991, S. 51) weist darauf hin, daß der Konflikt zwischen Arzt und Pflegekraft noch so lange erträglich ist, wie der Patient durch die gemeinsamen Bemühungen geheilt werden kann. Aber *„wenn es um die 'unheilbaren', die 'hoffnungslosen' Fälle geht, macht sich die Sollbruchstelle bemerkbar. Die Ärzte, durch Wissen, Macht und bessere Rückzugsmöglichkeiten geschützt, ziehen sich vom Pflegefall zurück. Das Pflegepersonal soll sie auffangen und versorgen. Aber diese Aufgabe ist nicht leicht."*

Gewalt als Folge zu geringer Qualifikation: Es ist offensichtlich, daß eine höhere Qualifikation zu reflektierterem Pflegeverhalten und einem deutlicheren Verständnis führt, auf welche Art mit dem Patienten umgegangen werden kann und auf welche eben nicht. Wenn eine nicht entsprechend ausgebildete Pflegekraft das Verhalten eines Patienten nicht auf dessen krankheitsbedingte Uneinsichtigkeit zurückführen kann, sondern als Trotzreaktion interpretiert, wird sie auf dieses Verhalten natürlich auch entsprechend reagieren und es unter Umständen sanktionieren.

Fehlende Qualifikation führt zu Fehleinschätzungen von Patientenverhalten. Fehlende Qualifikation führt aber auch dazu, wie Schmidbauer (1991, S. 50 f.) ausführt, daß gerade die schlecht ausgebildeten Pflegekräfte, die Hilfsschwestern, innerhalb ihres Systems auf die schwächsten Patienten treffen, auf die hoffnungslosen Fälle und die Langzeitpatienten. Damit wächst zusätzlich mangels jeglicher Erfolgserlebnisse die seelische Belastung derer, die am wenigsten gelernt haben, mit solchen Belastungen umzugehen. Aber gerade diese schlecht ausgebildeten Kräfte sind zugleich die, die die geringsten Aussichten auf einen neuen, anderen Arbeitsplatz haben. Sie verbleiben meist am längsten im System, während von den gut qualifizierten Pflegekräften nach den Angaben Schmidbauers (1991) jede zweite nach spätestens drei Jahren den Beruf aufgibt.

Neben diesen ausführlich erläuterten Bedingungen gibt es noch weitere Faktoren, die dazu führen können, daß auf der Station eine Situation entstehen kann, die in Gewalttätigkeit endet. Zu nennen sind hier beispielsweise Zeitdruck, enge Personaldecke, schlechtes Stationsklima, fehlende Teamgespräche sowie fehlende Fortbildung und Supervision.

3.2.2.4 Lösungsansätze zur Gewaltverminderung

Alle Veröffentlichungen entwickeln weitgehend identische Lösungsansätze, die dazu dienen sollen, gewalttätige Reaktionen soweit wie möglich zu mindern:

- Wahrnehmung und Reflexion der eigenen aggressiven Anteile,
- Beendigung der Tabuisierung,
- Stärkung der Persönlichkeitsentwicklung
- bessere Qualifizierung,
- Ausbau von Fort- und Weiterbildung,
- Supervisionssitzungen,
- regelmäßige Teamgespräche,
- Verbesserung des Stationsmilieus,
- Partnerschaft der Berufsgruppen,
- Verkleinerung der Stationen,
- Öffnung des Krankenhauses nach außen,
- Ausbau der ambulanten Betreuung.

3.2.3 Bewertung der Literatur

Alle für diese Untersuchung ausgewerteten Veröffentlichungen, die sich konkret auf Gewalt im Krankenhaus beziehen, beruhen auf der Meinung und Erfahrung der Autoren; neuere wissenschaftliche Untersuchungen zu dem Thema liegen lediglich in Form eines nicht publizierten Forschungsberichtes der Fachhochschule Osnabrück vor, der freundlicherweise nach persönlicher Kontaktaufnahme zur Verfügung gestellt wurde (Borker u.a., 1994/1995).

Zwei der acht verwendeten Arbeiten wurden von Pflegekräften geschrieben, eine von einem Pfarrer und eine von einem Psychologen; zwei der Artikel stammen von Ärzten, bei den verbleibenden beiden Arbeiten ließ sich der Beruf des Autors nicht ermitteln.

Die Mehrzahl der Autoren sehen als Gewaltauslöser in erster Linie strukturelle und organisatorische Mängel; zwei der Publikationen stellen andere Aspekte in den Vordergrund. Da ist zum einen die Arbeit von Nagel (o. J.), die in ihrer Funktion als Pflegekraft die Mitarbeiter aus der Pflege als Ziel einer Vielzahl von Beeinflussungsfaktoren in den Vordergrund stellt und ihre Arbeit am ganz konkreten Stationsalltag orientiert. Zum anderen beleuchtet die Arbeit von Kaiser (1993), der als Pfarrer und Mitglied der Ethikkommission eines psychiatrischen Krankenhauses tätig ist, insbesondere die Problematik der Tabuisierung von Gewalt, die aus dem Konflikt zwischen dem idealen Wert der Nächstenliebe und der realen Tatsache der Aggression entsteht.

Bezüglich der Lösungsstrategien stimmen alle Veröffentlichungen weitgehend überein, lediglich die Arbeit von Nagel setzt auch hier in erster Linie und sehr umfassend bei Lösungsansätzen durch die Pflegekraft an und geht nur in geringerem Umfang, aber inhaltlich identisch, auf Änderungen der strukturellen Bedingungen ein.

Auffallend ist, daß sieben der acht Veröffentlichungen sich auf die Situation in der Psychiatrie beziehen. Lediglich der Artikel des Psychologen Schmidbauer (1991) beleuchtet Gewalt vor dem Hintergrund eines konkreten, in einem somatischen Krankenhauses aufgetretenen Falles von Gewaltanwendung, geht allerdings dabei in erster Linie auf psychoanalytische Aspekte ein. Ebenso auffallend ist, daß zu diesem Thema keine Grundlagenliteratur gefunden werden konnte insofern, als sich nie mehr als zwei Autoren auf identische Literatur berufen.

3.3 Problemstellung und Zielsetzung

Der erste Teil der Untersuchung soll klären, welche Bedeutung der Begriff „Gewalt" für Pflegekräfte hat. Trotz der konkret klingenden lexikalischen Definition von Gewalt als *„Anwendung von phys. und/oder psych. Zwang"* (Meyers enzyklopädisches Lexikon, 1974, S. 281) wird bereits in der Literaturstudie deutlich, daß die Autoren in ihren Publikationen von keinem einheitlichen Gewaltbegriff ausgehen. Während einige der Artikel ausdrücklich auch die Anwendung psychischen Zwangs einschließen, werden in anderen Veröffentlichungen lediglich Ausübungen physischen Zwangs als gewalttätige Aktionen erwähnt.

Als zweiter Aspekt soll untersucht werden, welche Bedingungen Pflegende als gewaltfördernd erleben. Die Bandbreite der gewaltfördernden Bedingungen ist aus der Literaturstudie bekannt; allerdings betrachten die Autoren mit einer Ausnahme den pflegerischen Alltag mit den dort herrschenden Bedingungen von außen.

Wo immer Pflegekräfte in der prozeßhaften Interaktion mit Patienten, Angehörigen, Kollegen und Institution stehen, wo sie vor dem Hintergrund von Einflüssen, wie dem eigenen Anspruch, institutionellen Zwängen und Zwängen des Arbeitsalltags, pflegen müssen, erleben sie diese Bedingungen ganz anders.

Somit lauten die Forschungsfragen:

1. Was bedeutet der Begriff „Gewalt" für in der Psychiatrie arbeitende Pflegekräfte?
2. Welche Bedingungen erleben in der Psychiatrie arbeitende Pflegekräfte als der Gewaltausübung gegenüber dem Patienten förderlich?

Es erscheint wesentlich zu erfahren, ob Pflegende zum einen ein einheitliches Verständnis davon haben, was Gewalt ist, und zum anderen, wie weitreichend dieser Begriff für sie ist. Die Klärung dieser Frage ist nicht zuletzt deshalb von Bedeutung, daß nur die gewalttätige Reaktion hinterfragt werden kann, die auch als solche erkannt bzw. definiert worden ist.

Darüber hinaus muß geklärt werden, welche Bedingungen die Pflegekräfte als gewaltauslösend erleben. Gerade da, wo es um den Stationsalltag geht, werden die Pflegekräfte zu den eigentlichen Experten. Die von ihnen im Alltag ganz subjektiv erlebten und erfahrenen Bedingungen sind es, die geändert werden müssen, um Gewalt zu reduzieren.

3.4 Theoretischer Rahmen

Da über den Forschungsgegenstand keine gesicherten Daten vorliegen, muß eine Forschungsmethode gewählt werden, die die Suche nach einer Vielfalt von Informationen ermöglicht, nach denen explizit zu fragen wegen der mangelnden Basisdaten nicht möglich ist. Ferner ist es nötig, daß diese Methode das soziale Feld des Informanten einbezieht. Gerade bei dem Untersuchungsgegenstand des Arbeitsalltags ist der Informant einer Vielzahl von Einflußfaktoren seines sozialen Feldes ausgesetzt, die zu erfahren wichtig sind. Eine Untersuchungsmethode, die all diese Anforderungen erfüllt, findet sich in der qualitativen Sozialforschung.

Im Gegensatz zur quantitativen Sozialforschung geht die qualitative Sozialforschung davon aus, daß der Mensch in seiner Subjektivität und seiner sozialen Realität durch quantitative Methoden nicht ausreichend erfaßt werden kann. Lamnek (1993, S. 4) erläutert: *„Der zentrale Einwand gegen die Verwendung sog. quantitativer Verfahren zielt darauf ab, daß durch standardisierte Fragebogen, Beobachtungsschemata usw. das soziale Feld in seiner Vielfalt eingeschränkt, nur sehr ausschnittsweise erfaßt und komplexe Strukturen zu sehr vereinfacht und zu reduziert dargestellt würden".*

Die Betrachtung des Individuums innerhalb der komplexen Bedingungsstrukturen seines sozialen Feldes sind aber Ziel der qualitativen Sozialforschung. Nach Lamnek (1993, S. 22) *„plädieren die Vertreter einer primär qualitativ orientierten Vorgehensweise dafür, den Wahrnehmungstrichter empirischer Sozialforschung soweit als möglich offen zu halten, um dadurch auch unerwartete, aber dafür um so instruktivere Informationen zu erhalten. Qualitative Sozialforschung legt das Schwergewicht auf die explorierende Felderkundung."*

Die qualitative Sozialforschung orientiert sich am Subjekt, das in seiner Historizität gesehen werden soll. Diesem Subjekt soll mit der größtmöglichen Offenheit gegenübergetreten werden.

3.5 Methode

3.5.1 Erhebungsmethode

Es ist mit dem pflegerischen Selbstverständnis des Befragten bereits kaum zu vereinbaren, daß Gewalt in der Pflege überhaupt vorkommt. Für den Informanten muß es äußerst problematisch und belastend sein zuzugeben, daß es bestimmte Bedingungen gibt, von denen der Befragte, weil er es an sich selbst oder an Kollegen erlebt hat, weiß, daß sie Gewaltbereitschaft fördern, oder von denen ihm bekannt ist, daß sie das Aggressionspotential der Pflegekraft erhöhen. Diese Zusammenhänge sind daher nur mit einer Untersuchungsform zu erfassen, die diesem subjektiven Befinden Rechnung trägt. Aus diesem Grunde wurde zur Durchführung der Untersuchung die Form des narrativen Interviews gewählt, und zwar aus der Überlegung heraus, daß ein Thema von so hoher Brisanz und so weitreichender Tabuisierung sich anderen Untersuchungsmethoden weitgehend entzieht.

Nach Mayring (1993, S. 52) ist das narrative Interview vor allem für *„mehr explorative Fragestellungen einsetzbar, vor allem wenn es um schwer abfragbare subjektive Sinnstrukturen geht."* Das narrative Interview bietet zudem den Vorteil, daß der *Informant „Ereignisbestände zur Darstellung"* bringt, *„über die er im konventionellen offenen Interview niemals Aussagen treffen würde bzw. auf die er im Rahmen des standardisierten Interviews (...) kaum mit Informationsbereitwilligkeit reagieren würde"* (Schütze 1977, S. 4, zitiert nach Spöhring 1989, S. 169). Spöhring (1989, S. 169) erläutert als Vorteil des narrativen Interviews: *„Im Erzählfluß werden leicht die gewöhnlichen Schwellen des Schuld- und Schambewußtseins überschritten, die sonst dem Vergessen anheimfallen würden."*

Die Durchführung des Interviews soll folgendermaßen gestaltet werden: Zunächst wird dem Interviewpartner das Thema der Untersuchung vorgestellt und begründet. Er wird um sein Einverständnis für die zur Auswertung notwendige Aufzeichnung des Interviews auf ein Diktiergerät gebeten. Dem Interviewten wird Vertraulichkeit bezüglich der Interviewinhalte zugesichert. Ihm werden die Besonderheiten und die Funktion des narrativen Interviews erläutert. Zugleich wird versucht, eine Vertrauensbasis und eine entspannte Atmosphäre zu schaffen, die es dem Befragten ermöglichen soll, frei und offen zu erzählen. Die nun folgende Erzählung soll möglichst nicht unterbrochen werden, es sei denn, der Interviewte verliert den Bezug zum Thema. Der Interviewer beschränkt sich darauf, den Erzählfluß durch sein Verhalten in der Rolle als interessierter Zuhörer zu unterstützen, indem er Blickkontakt hält oder durch Kopfnicken dem Gesprächspartner signalisiert, daß der Interviewer der Erzählung folgt. Erst nachdem der Befragte seine Erzählung beendet hat, werden, sofern nötig, Nachfragen gestellt.

Das Interview schließt mit einem Dank an den Befragten, der nochmaligen Zusicherung der vertraulichen Behandlung seiner Aussagen sowie dem Versprechen, dem Befragten, falls dieser es wünscht, die Untersuchungsergebnisse nach Abschluß der Studie zugänglich zu machen. Gleichzeitig stellt sich der Interviewer für ein nachfolgendes, evtl. auch für weitere Gespräche zur Verfügung. Dies geschieht aus der Überlegung heraus, daß der Befragte sich von der Thematik des Interviews in einem Ausmaß betroffen fühlen könnte, das es unverantwortlich machen würde, ihn in dieser Befindlichkeit ohne entsprechendes Hilfsangebot zurückzulassen.

3.5.2 Analysemethode

Die Auswertung der Interviews erfolgte anhand der von Burnard (1991) beschriebenen Methode, die dieser nach eigener Aussage auf der Basis der von Glaser und Strauss (1967) beschriebenen Methode der „grounded theory" entwickelt hat. Gemäß dieser Methode von Burnard (1991) wurde bei der vorliegenden Interviewanalyse in folgenden Schritten vorgegangen:

1. Nach jedem Interview wurden Notizen über die Interviewgegenstände angefertigt; desgleichen wurden auch im weiteren Verlauf der Untersuchung Memos über mögliche Kategorisierungen der Daten angelegt.
2. Die Transkripte wurden gelesen, und Notizen über Hauptthemen des Interviews wurden angefertigt mit dem Ziel, tief in die Aussagen des Interviewpartners einzutauchen.
3. Die Transkripte wurden offen codiert, indem alle wesentlichen Aspekte des Inhalts niedergeschrieben und nur die füllenden Elemente weggelassen wurden.
4. Diese Kategorienliste wurde überprüft und unter höhergeordneten Überschriften neu gruppiert. Ziel war hier, die Datenfülle durch Zusammenfassung sehr ähnlicher oder identischer Daten zu reduzieren.
5. Die neue Liste wurde auf das Vorkommen sich wiederholender oder sehr ähnlicher Überschriften überprüft, die dann zusammengefaßt wurden.
6. Zwei Kollegen wurden unabhängig voneinander und ohne Kenntnis der Liste des Untersuchers mit dem Kategoriensystem vertraut gemacht und gebeten, ihrerseits Kategorisierungen vorzunehmen. Die drei Listen wurden dann diskutiert und notwendige Umstellungen vorgenommen.
7. Die Transkripte wurden anhand der endgültigen Liste nochmals gelesen, um zu überprüfen, ob die Kategorien alle Aspekte der Interviewinhalte widerspiegeln; nötige Berichtigungen wurden vorgenommen.
8. Jedes Transkript wurde anhand der Kategorien- und Überschriftenliste codiert.

Methode

9. Alle Items jedes Codes wurden zusammengefügt, wobei der Kontext berücksichtigt werden mußte.
10. Die zusammengefaßten Items wurden mit den entsprechenden Überschriften versehen.
11. Als Validitätstest wurden einige Interviewpartner gefragt, ob ihre jeweiligen Aussagen der gewählten Kategorie zuzuordnen seien; wenn nötig, wurden Anpassungen vorgenommen.
12. Originaltranskripte und Tonbandaufnahmen der Interviews bleiben zur Verfügung. Sobald während der Ergebnisdarstellung Unklarheiten auftraten, wurden diese Originale zur Klärung zu Rate gezogen.
13. Mit dem ersten Abschnitt begann nun die Darstellung der Ergebnisse. Der Untersucher wählte nun die verschiedenen Datenbeispiele, die in diesem Abschnitt zusammengeführt worden waren, und verfaßte einen Kommentar, der die Ergebnisse zusammenfaßt. Während der Kommentierung dieses und der folgenden Abschnitte mußte der Untersucher notwendigerweise immer wieder auf die Originaltranskripte zurückgreifen.
14. Der Untersucher entschied über die Art der Verbindung seiner Resultate mit den Ergebnissen seiner Literaturstudien. Zum einen stand ihm hier die Option zur Verfügung, zunächst seine Resultate verbunden mit wörtlichen Beispielen aus den Interviews darzustellen und sie in einem weiteren Abschnitt mit der Literatur in Beziehung zu setzen. Als zweite Option konnte er seine Resultate unter direktem Bezug auf die Literatur niederlegen.

Bei der Analyse wurde folgendermaßen vorgegangen: Nach Durchführung jedes Interviews wurden kurze Notizen angefertigt und sich entwickelnde Ideen und Kategorien kurz schriftlich festgehalten. Den Inhalten dieser Notizen und Anmerkungen konnte in den folgenden Interviews Rechnung getragen werden, da gezieltere Nachfragen möglich wurden. Die auf Diktiergerät festgehaltenen Interviews wurden schnellstmöglich transkribiert, indem sie im Wortlaut und unter Kenntlichmachung von Pausen, Lachen, Seufzern etc. abgeschrieben wurden. Diese Transkripte dienten als Grundlage für die weitere Auswertung, wobei in Zweifelsfällen auf die Originalkassetten zurückgegriffen werden konnte. Beim Lesen der Transkripte wurden wiederum Notizen angefertigt, in denen die Hauptthemen des Interviews und zu erwartende Hauptkategorien vermerkt wurden. Anschließend wurden die Transkripte codiert, indem der wesentliche Inhalt der einzelnen Aussagen unter Weglassung der füllenden Elemente wie z. B. „Ich bin der Ansicht, daß..." niedergeschrieben wird. Wo Sinnentstellungen zu befürchten waren, weil sich eine Äußerung auf den Teil eines vorhergehenden Satzes bezieht, wurde in Klammern ein sinnergänzender Hinweis eingefügt, um spätere Fehlinterpretationen zu vermeiden. Die Anfügung der Nummer des Interviews sowie der Zeilennummer, unter der die Textstelle im Originalskript zu finden ist, sollte einen später eventuell nötigen Zugriff auf den Kontext erleichtern.

Das Beispiel in Tabelle 3.1 soll diese Form der Codierung verdeutlichen.

Im nächsten Schritt wurde die Aufstellung der Codierungen überprüft und diese wurden in übergeordnete Kategorien zusammengefaßt. Dadurch gelang es, den Umfang der Aufstellung erheblich zu reduzieren und diese zugleich übersichtlicher zu gestalten, indem ähnliche Aussagen zueinander geordnet wurden.

Anschließend wurde die Aufstellung auf das Vorhandensein sehr ähnlicher Kategorien überprüft, die dann unter einem erweiterten Titel zusammengefaßt wurden.

Tab. 3.1 Beispiel für offenes Codieren

Transkript	Codierung
Also, für mich ist Gewalt nicht nur diese, äh, diese körperliche Gewalt, so, die so sichtbar ist, wenn ich jemanden, ja, angreife oder eine, oder schubse oder kneife oder sonst irgendwat mache, sondern auch so dieses, äh, dieses Subtile.	Gewalt ist nicht nur körperliche Gewalt, die sichtbar ist, wenn ich jemanden angreife, schubse oder kneife, sondern auch dieses Subtile. (1/24)

Tab. 3.2 Überblick über das Kategoriensystem

Definitionen von Gewalt	– Allgemeine Definitionen – Präsizierte Definitionen – Subjektivität
Gewaltfördernde Bedingungen	– Struktur – Persönlichkeit – Überforderung/Überlastung – Unzureichende Qualifikation – Frustration – Schlechtes Team – Hilflosigkeit
Gewaltmindernde Bedingungen	– Persönlichkeit – Qualifikation – Team
Zusätzliche Resultate	– Gewaltanwendung als gesellschaftlicher oder therapeutischer Auftrag – Tabuisierung von Gewalt

Zur Kontrolle der Kategorien und zur Validitätsprüfung konnte eine Diplom-Pädagogin gewonnen werden, die im Rahmen ihres Studiums ein qualitatives Forschungsprojekt durchgeführt hatte. Im zur Verfügung stehenden Zeitraum war es nicht möglich, eine weitere mit qualitativer Forschung vertraute Person zu finden.

Die Codierungen wurden der Diplom-Pädagogin vorgelegt mit der Bitte, sie ihrerseits in Kategorien zusammenzufassen. Beide Fassungen wurden anschließend verglichen und Abweichungen durchgesprochen und ggf. neu zugeordnet, wobei sich der Rückgriff auf den Originalkontext als hilfreich erwies. Als Resultat dieser Überprüfung wurde eine zusätzliche Kategorie „Gewaltanwendung als therapeutischer Auftrag" eingefügt.

Anschließend wurden die Transkripte nochmals gelesen, um zu erfassen, ob wirklich alle Aussagen durch das Kategoriensystem abgedeckt werden.

In den sich anschließenden Arbeitsgängen wurden alle Transkripte anhand der Kategorienliste codiert, in ihren Kategorien zusammengefaßt und den übergeordneten Hauptkategorien unterstellt. Das Kategoriensystem hatte nun die in Tabelle 3.2 wiedergegebene Form erhalten.

Zur zusätzlichen Überprüfung der Validität wurden nun die Zuordnungen nochmals vom Interviewer und unabhängig davon von der bereits zuvor hinzugezogenen Diplom-Pädagogin kontrolliert. Wo Unsicherheiten bezüglich der korrekten Zuordnung bestanden, konnte der Rückgriff auf den Kontext in den meisten Fällen Aufschluß geben; einige Codierungen wurden wegen der bestehenden Überschneidungen in zwei Kategorien aufgeführt.

Darüber hinaus wurden zwei Interviewpartner angesprochen mit der Bitte zu überprüfen, ob die Einordnung ihrer Aussagen in die jeweiligen Kategorien korrekt sei; auf diese Weise konnten noch bestehende Unklarheiten ausgeräumt werden.

Die so erhaltenen Abschnitte bildeten die Grundlage für die Darstellung der Resultate. Die erhaltenen Codierungen wurden darin zusammengefaßt und kommentiert, wobei immer wieder die Originaltranskripte zu Rate gezogen wurden.

3.5.3 Stichprobe

Eine Durchführung der Interviews innerhalb der eigenen Institution war aufgrund der Position des Interviewers als Vorgesetztem und der dadurch zu erwartenden Voreingenommenheit der Interviewpartner nicht möglich; eine solche Untersuchung wäre nicht reliabel gewesen. Darum wurde zunächst versucht, Interviewpartner an einem in der Nähe liegenden Krankenhaus zu gewinnen, indem mit Einverständnis der dortigen Pflegedienstleitung das Projekt auf der Stationsleiterkonferenz vorgestellt wurde, verbunden mit der

Bitte, daß die Stationsleitungen sich zum einen selbst als Interviewpartner zur Verfügung stellen und zum anderen ihrerseits das Projekt auf ihren Stationen vorstellen mögen, mit dem Ziel, unter den dort arbeitenden Pflegekräften Interviewpartner zu finden. Den Stationsleitungen wurden Karten mit den Telefonnummern des Untersuchers überreicht, damit sich Interessierte privat und ohne Wissen ihrer Kollegen und Vorgesetzten mit ihm in Verbindung setzen konnten. Die Resonanz kam äußerst schleppend. Daraufhin wurden verschiedene dem Forscher bekannte Pflegekräfte im Rheinland angesprochen mit der Bitte, bei der Vermittlung von Interviewpartnern behilflich zu sein. Auf diese Weise konnten insgesamt acht interessierte Pflegekräfte, vier Männer und vier Frauen, ermittelt werden, die zu einem Interview bereit waren. Zwei Pflegekräfte arbeiten im Akutbereich, zwei im Bereich Gerontopsychiatrie, drei auf der Suchtstation und eine im psychotherapeutischen Bereich. Die Interviewten waren zwischen 32 und 48 Jahre alt und seit 7 bis 19 Jahren examiniert. Die reine Interviewdauer betrug durchschnittlich 50 Minuten. Einschließlich der Vorbereitungsphase, in der der Interviewte für das Interview erwärmt werden soll, und der als sehr wichtig erachteten Nachbereitungsphase dauerten die Interviewsitzungen durchschnittlich 150 Minuten.

3.5.4 Gütekriterien

Ein besonderes Problem gerade im Rahmen qualitativer Forschung entsteht durch die an jede Forschung anzulegenden Gütekriterien der Reliabilität und der Validität. Die Reliabilität fragt nach der Genauigkeit der Untersuchung, danach, ob der untersuchte Gegenstand wirklich exakt erfaßt wurde. Die Validität fragt nach der Gültigkeit des Verfahrens, danach, ob wirklich das untersucht wurde, was Gegenstand der Untersuchung sein sollte.

Beide Begriffe entstammen der quantitativen Forschung und können nicht ohne Weiteres auf die qualitative Forschung übertragen werden. Gütekriterien qualitativer Forschung müssen neu definiert werden und der Forschungsmethode angemessen sein, geht es doch hier nicht darum, eine Absicherung ermittelter Daten zu erreichen, sondern in erster Linie darum, im Feld existierende Phänomene in ihrer Prozeßhaftigkeit aufzuspüren und zu explorieren.

Auch qualitative Forschung hat zum Ziel, das zu Erfassende wirklich zu erfassen und es darüber hinaus exakt zu erfassen. Mayring (1993, S. 106 ff.) hat für das spezifische methodische Vorgehen qualitativer Forschung sechs spezifische Gütekriterien entwickelt, die im folgenden genauer beschrieben werden.

Verfahrensdokumentation. Das Vorgehen muß sehr detailliert und exakt dokumentiert werden, um den Forschungsprozeß intersubjektiv nachprüfbar zu machen. Dies betrifft insbesondere die Dokumentation des Vorverständnisses, der verwendeten Analysemethode sowie der Durchführung und Auswertung der Datenerhebung.

Argumentative Interpretationsabsicherung. Die vollzogenen Interpretationen müssen in einer Form dokumentiert werden, daß ein intersubjektiver Nachvollzug möglich ist. In den Untersuchungen zu diesem Kapitel geschah dies durch das Einfügen von Zitaten der Interviewpartner.

Regelgeleitetheit. Durch Einhaltung bestimmter Verfahrensregeln wird das Material systematisch bearbeitet. Dies geschieht durch vorheriges Festlegen der Schritte, nach denen die Analyse durchgeführt wird, und durch Unterteilung des Materials in sinnvolle Einheiten, die dann systematisch der Reihe nach analysiert werden. In den Untersuchungen zu diesem Kapitel wurde diese regelgeleitete Analyse anhand der Methode von Burnard (1991) durchgeführt.

Nähe zum Gegenstand. Gegenstandsangemessenheit soll in qualitativer Forschung dadurch erreicht werden, daß man möglichst nahe an der *„Alltagswelt der erforschten Subjekte anknüpft"* (Mayring, 1993, S.111) und Interessenübereinstimmung mit dem Befragten erreicht. In den Untersuchungen zu diesem Kapitel wurde dies zu erreichen versucht, indem jedem Interview eine längere Informations- und Aufwärmphase vorangestellt wurde. Dies sollte dem Interviewten ermöglichen, sich den Untersuchungsgegenstand zu eigen zu machen und frei darüber berichten zu können. Auch ein unterstützendes, aber nicht unterbrechendes Verhalten des Interviewers während des Interviews sollte diesem Zweck dienen.

Bei der Auswertung des ersten Interviews dieser Studie wurde deutlich, daß der Interviewer zu häufig und zu lenkend in den Erzählfluß seines Gegenübers eingriff. Bei den weiteren Interviews wurde dieses Verhalten geändert.

Kommunikative Validierung. Zur Überprüfung der Gültigkeit der Ergebnisse und der Interpretationen soll der Forscher diese seinen Interviewpartnern zur Kontrolle vorlegen; die Befragten sollen sich in den Interpretationen wiederfinden können. Dies geschah bei den Untersuchungen zu diesem Kapitel in zwei Fällen; beide Interviewpartner erkannten sich in den Interpretationen wieder.

Triangulation. Triangulation bedeutet nach Mayring (1993, S.112) den Versuch, *„für die Fragestellung unterschiedliche Lösungsansätze zu entwerfen und die Ergebnisse zu vergleichen"*. Dies geschieht zunächst durch das Heranziehen verschiedener Datenquellen. In den Untersuchungen zu diesem Kapitel wurden acht Interviewpartner als Datenquellen hinzugezogen.

Weiterhin sollen verschiedene Interpretierende herangezogen werden, wie es in den Untersuchungen zu diesem Kapitel durch die Beteiligung einer zweiten in qualitativer Forschung erfahrenen Person geschah.

Verschiedene Theorieansätze sollen hinzugezogen und demnach bei der Interpretation der Daten viele verschiedene Perspektiven berücksichtigt werden.

Verschiedene Methoden sollen zur Erfassung derselben Forschungsfrage eingesetzt werden. In den Untersuchungen zu diesem Kapitel hätte dies beispielsweise stattfinden können, indem außer den narrativen Interviews eine teilnehmende Beobachtung auf den Stationen praktiziert worden wäre. Da dies in der zur Verfügung stehenden Zeit nicht durchzuführen war, wurde in diesem Fall auf die methodologische Triangulation verzichtet.

3.5.5 Ethische Überlegungen

Grundlegende Überlegungen zur ethischen Problematik wurden bereits vor dem Beginn der Interviews angestellt. Auch der ethische Aspekt war einer der Gründe zur Entscheidung für das Verfahren des narrativen Interviews, da hierbei der Interviewte die Tiefe des Interviews mitbestimmen kann.

Nach Durchsicht der ethischen Gesichtspunkte von Borker u. a. (1994/ 1995, S. 20) wurden zur Berücksichtigung des ethischen Aspektes folgende Kriterien festgelegt:

- Oberster Grundsatz war, niemandem an Körper, Geist oder Seele Schaden zuzufügen.
- Alle Interviewpartner sollten sich freiwillig und ohne äußeren Druck zur Verfügung stellen.
- Alle Interviewpartner wurden vor dem Interview über das Projekt informiert und erhielten die Zusicherung, daß ihnen die Ergebnisse zugänglich gemacht würden.
- Verschwiegenheit und Anonymität wurden allen Interviewpartnern garantiert.
- Tonbandaufzeichnungen des Interviews wurden nur mit vorheriger Einverständniserklärung des Interviewpartners durchgeführt.
- Während des Interviews sollte darauf geachtet werden, daß die vom Interviewten signalisierten Grenzen respektiert werden.
- Nach dem Interview sollte der Interviewpartner im Rahmen einer Nachbesprechung die Möglichkeit erhalten, weitere Inhalte, die er nicht im Rahmen des offiziellen Interviews ansprechen wollte, zu erwähnen. Darüber hinaus sollte er hier Gelegenheit erhalten, seiner Befindlichkeit und Betroffenheit Ausdruck zu verleihen. Im Rahmen der Nachbesprechung wird auch das Angebot zu weiteren Gesprächen gemacht.

Eine Nachbesprechung wurde generell nach jedem Interview durchgeführt, da die Möglichkeit bestand, daß die Auswirkungen des Interviews auf den Interviewten nicht immer erkennbar waren. Sie geschah also unabhängig davon, ob der Untersucher der Ansicht war, daß die Betroffenheit des Interviewpartners ein Nachgespräch erfordert.

Eigene Betroffenheiten und Belastungen sollten durch die Hilfe und Unterstützung von Freunden und der Abschlußarbeitsgruppe Osnabrück aufgefangen werden.

3.6 Ergebnisse

Alle vorliegenden Zitate wurden vom Untersucher so ausgewählt und, wo es notwendig schien, gekürzt, daß keine Rückschlüsse auf die Person des/der Interviewten möglich sind.

3.6.1 Zum Begriff „Gewalt"

Der erste Themenkomplex der Interviews beschäftigt sich damit, was der Begriff „Gewalt" für in der Psychiatrie arbeitende Pflegekräfte bedeutet. In allen Interviews formulierten die Pflegekräfte zunächst eine allgemeine, abstrakte Gewaltdefinition und erläutern dann im Rahmen mehrerer präzisierter Definitionen, wie sich Gewalt nach ihrem Verständnis zusammensetzt.

Die Übersicht der erhaltenen Kategorien zu Frage 1 Was bedeutet für in der Psychiatrie arbeitende Pflegekräfte der Begriff „Gewalt"? zeigt:

- allgemeine Definitionen der Gewalt,
- präzisierte Definitionen der Gewalt,
- Subjektivität.

3.6.1.1 Allgemeine Definitionen

Die Befragten beschreiben allgemein Gewalt als immer dann gegeben, wenn eine Person oder eine Institution sich über die Rechte oder Bedürfnisse einer anderen Person hinwegsetzt: *„Gewalt ist dann gegeben, wenn jemand zu etwas, das er nicht will, gezwungen wird, egal ob dieser Zwang bewußt oder unbewußt ausgeübt wird."*

Für die Interviewpartner setzt Gewalt nicht erst bei Ausübung einer aktiven Handlung ein, sondern bereits beim Unterlassen einer Handlung, beispielsweise dann, wenn auf Bedürfnisse nicht eingegangen wird.

3.6.1.2 Präzisierte Definitionen

Die Pflegekräfte präzisieren ihre eher abstrakt gehaltenen Grunddefinitionen, indem sie anhand von beispielhaften Situationen verschiedene Facetten beleuchten, aus denen sich ihrer Ansicht nach Gewalt zusammensetzt. Ein wesentlicher Punkt ist die Einschränkung der Persönlichkeit. Zur Einschränkung der Persönlichkeit zählen Pflegekräfte Eingriffe in die Privatsphäre bzw. den Intimbereich der Persönlichkeit, z. B. *„...wenn ich ihm die Schränke aufräume"*, ebenso wie das Nichtwahrnehmen des Patienten, z. B. durch Nichtzuhören oder Ignorieren, sowie alle Situationen, in denen der Patient nicht ernst genommen wird, in denen er unselbständig oder abhängig gemacht wird, nicht nach seinem Willen gefragt wird oder entgegen seinen normalen Lebensumständen leben muß.

Zur Gewalt zählt für die Befragten weiterhin jede Einschränkung des Bewegungsraums, wie sie durch Psych-KG, Zwangseinweisung, geschlossene Stationen, Fixierungen oder Ausgangssperren entsteht: *„Geschlossene Abteilung, Eingesperrt sein, in der Bewegungsfreiheit eingeschränkt sein, das ist Gewalt."*

Ein weiterer Gewaltfaktor besteht für die Interviewten in den krankenhaus- oder stationsinternen Regeln und Ordnungen, denen der Patient sich zu unterwerfen hat.

Die Pflegekräfte empfinden sich selbst sehr deutlich als Personen, die allein auf Grund ihrer Rolle mit viel Macht ausgestattet sind: *„Schon auf Grund meiner Position verhalten sich Patienten anders, wenn ich dabei bin, und das ist für mich Gewalt."* Diese Macht zur Schau zu stellen, besteht für die Befragten beispielsweise darin, den Stationsschlüssel zu zeigen, aber auch darin, das Angewiesensein des Patienten auszunutzen.

3.6.1.3 Subjektivität

Zusätzlich merken die Befragten an, daß das Empfinden von Gewalt subjektiv ist *„Über Gewalt gibt es keine einheitlichen Ansichten. Das, was ich denke, was Gewalt ist, ist was ganz anderes, als andere darunter verstehen."* und auch darin bestehen kann, dem Patienten Informationen vorzuenthalten, ihn zur Therapie zu zwingen, medikamentös zu intervenieren oder seine adäquate Versorgung dadurch zu gefährden, daß das Pflegeteam in Unterbesetzung arbeitet.

Ergebnisse 101

3.6.2 Gewaltfördernde Bedingungen

Der zweite Themenkomplex des Interviews beschäftigt sich mit der Frage, welche Bedingungen in der Psychiatrie arbeitende Pflegekräfte als der Gewaltausübung gegenüber dem Patienten förderlich erleben.

Die Übersicht der erhaltenen Kategorien zu Frage 2 Welche Bedingungen erleben in der Psychiatrie arbeitende Pflegekräfte als Bedingungen, die Gewaltausübung gegenüber dem Patienten fördern? zeigt an gewaltfördernden Bedingungen:

- Struktur,
- Persönlichkeit,
- Überforderung bzw. Überlastung,
- unzureichende Qualifikation,
- Frustration,
- schlechtes Team,
- Hilflosigkeit.

3.6.2.1 Struktur

Unter strukturellen Bedingungen sind alle diejenigen zu verstehen, die aufgrund von gesetzlichen oder organisatorischen Einflüssen entstehen, sowie alle Komponenten, die von den Pflegekräften nicht beeinflußbar sind. Die Pflegekräfte weisen darauf hin, daß sie aufgrund der gesetzlichen Bestimmungen dazu berechtigt bzw. dazu verpflichtet sind, Gewalt auszuüben: *„Psychiatrie ist ein Spiegel der Gesellschaft und Gewaltanwendung ist ein gesellschaftlich toleriertes Mittel für bestimmte Einrichtungen der Gesellschaft, wie für Polizeigewalt. Auch Ärzte und das Pflegepersonal haben das Recht, Gewalt auszuüben in gewissen Richtlinien."*

Die Pflegekräfte betonen aber dabei, daß auch diese gesetzlich legitimierte Gewaltanwendung nicht immer notwendig ist: *„Viel Gewalt passiert, weil Ärzte oder Pflegepersonal sich absichern wollen, z. B. Fixierung bei Fallgefährdung."*

Nach Einschätzung der Befragten ergibt sich Gewaltanwendung auch durch die Befolgung der von der Institution Krankenhaus vorgegebenen Bedingungen, wie z. B. der Notwendigkeit, sich einem vorgeschriebenen Tagesrhythmus oder einer Hausordnung zu unterwerfen *„Wenn sie (Patienten) sich dem Reglement nicht unterordnen, kommt halt der Druck, schon automatisch, wenn er um vier kein Mittagessen mehr kriegt, weil doch um zwölf Mittagszeit ist. Ich muß ihn doch dann praktisch um zwölf zum Essen zwingen."* oder aufgrund des Krankenhauskonzeptes, das beispielsweise geschlossene Stationen vorsieht.

Neben der Notwendigkeit, gewisse Ordnungen einzuhalten, wie sie schon in den beiden vorangehenden Punkten erwähnt wurden, verweisen die Befragten auch auf die Gewaltanwendung in Form bestimmter Repressalien und Sanktionen bei Verstößen des Patienten gegen die Stationsordnung oder den Therapieplan, beispielsweise im Stationskonzept enthaltene Sanktionenkataloge.

Die hierarchische Struktur im Bereich Pflege wird von den Pflegekräften als weitere gewaltfördernde Bedingung betont. Es wird deutlich, daß Pflegekräfte sich häufig von ihren Vorgesetzten im Stich gelassen oder nicht verstanden fühlen oder das Empfinden haben, auf Entscheidungen keinen Einfluß zu haben, und daß von ihnen bemängelte Zustände wie Personalmangel, schlechter Zustand der Räumlichkeiten etc. kein Gehör finden. Die so erlebte Frustration wird dann an die Patienten weitergegeben: *„Wenn man keinen Ansprechpartner hat, wenn es darum geht, Dinge zu klären, und immer wieder ins Leere läuft, so was kann eine Ursache für Gewalt sein."*

Auch als Erfüllungsgehilfen anderer Berufsgruppen, insbesondere der Ärzteschaft, üben Pflegekräfte Gewalt aus: *„Fixieren ist schrecklich, aber ich kann das ja nicht groß hinterfragen, da kommt der Doc und sagt: 'Fixieren', und dann macht man das eben."*

Die Befragten beklagen die häufig sehr starke Vermischung von Patienten sehr unterschiedlichen Alters, unterschiedlicher gesellschaftlicher Herkunft und vor allem unterschiedlicher Krankheitsbilder: *„Ursachen für Gewalt, dazu gehört, wenn das Klientel in einer Mischung ist, die starke Probleme mit sich bringt, Altersunterschiede und so. Da bekommen therapeutische Gruppen eine ganz eigene Dynamik."* Sie bringt neben einer Erhöhung des Gewaltpotentials der Patienten untereinander auch eine Erhöhung der Gewaltbereitschaft der Pflegekräfte mit sich, da eine sinnvolle therapeutische Planung innerhalb eines Stationskonzepts nicht mehr möglich ist.

Die Pflegekräfte vertreten die Ansicht, daß durch fehlende oder zu seltene Supervision Gewalt in Form der Weitergabe von Druck an den Patienten zum Tragen kommt, die im Rahmen einer Supervision o. ä. hätte aufgefangen werden können.

3.6.2.2 Persönlichkeit

Nach Ansicht der Befragten ist die Persönlichkeit der Pflegekraft im Umgang mit Gewalt von höherer Bedeutung als die Qualifikation: *„Das eine ersetzt das andere ja nicht, also, wer noch so qualifiziert ist, wenn der (nicht) so in seiner Persönlichkeit (...) irgendwie so ein Einfühlungsvermögen mitbringt."*

Laut Aussage der Interviewten üben in besonders hohem Maße solche Pflegekräfte Gewalt aus, die über kein Einfühlungsvermögen verfügen, die ihre persönlichen Belastungen innerhalb des Arbeitsfeldes nicht zurückstellen können, die die ihnen verliehene Macht zur Selbstbestätigung mißbrauchen oder die auf Grund anderer Defizite ihrer Persönlichkeit mit dem Patienten auf nicht professionelle Weise umgehen.

3.6.2.3 Überforderung bzw. Überlastung

Überforderung oder Überlastung, die dann in der Folge zu Gewaltreaktionen gegenüber dem Patienten führen, entsteht durch zu knappe personelle Besetzung, durch Zeitdruck, durch den Druck der Verantwortung und durch den zu geringen Freizeitausgleich. Überfordernd wirken aber auch die ständigen Anforderungen durch den Patienten: *„Wenn da so ein Maniker ständig hinter dir steht und andauernd was Neues hat, irgendwann hältst du das einfach nicht mehr aus."*

Auch Angst vor den Patienten kann zu Gewaltreaktionen führen: *„Es gibt einige Patienten, die bekannt sind, da weiß man, wenn der und der tobt... Das ist in manchen Situationen Selbstschutz, einfach Angst, man geht da ja nicht rum wie John Wayne in der Überzeugung, ich hau ihm eins auf die Glocke, sondern es ist einfach Angst, das man vielleicht auch falsch reagiert."*

3.6.2.4 Unzureichende Qualifikation

Geringes Fachwissen führt insbesondere bei nichtexaminierten Pflegekräften zu Unverständnis der Situation und dadurch häufiger zu Gewaltanwendung: *„Die, die halt das medizinische Wissen nicht haben, so die Aushilfen oder so, die kriegen dann unheimliche Wut, die sind dann stinksauer und schimpfen hinterher im Dienstzimmer, die kriegen das ja noch weniger umgesetzt. Die wissen ja nicht diesen ganzen Hintergrund, der vom Krankheitsbild da ist."* Und: *„Wenn jemand das nicht gelernt hat, der richtet sich danach, wie er seine Kinder erzogen hat."*

Auch Unerfahrenheit kann gewaltunterstützend wirken.

Bemängelt wird, daß die unzureichende Qualifikation vielfach dadurch aufrechterhalten wird, daß Fortbildungen nicht angeboten oder nicht wahrgenommen werden. Die Befragten beschreiben aber auch, daß Krankenpflegeschülern Fehlverhalten vorgelebt und somit beigebracht wird. Sie benennen damit das in den Sozialen Lerntheorien verankerte „Lernen am Modell".

Es wird auch darauf hingewiesen, daß gerade die unausgebildeten Kräfte die geringsten Möglichkeiten haben, sich den gewaltauslösenden Bedingungen zu entziehen: *„...Weil die (Vorgesetzten) genau wissen, da würd kein anderer hingehen, also lassen die das Personal da... Die müssen im Prinzip kündigen, um da wegzukommen. Das sind aber nicht mehr gerade* *die Jüngsten, und viele von denen sind auch keine ausgebildeten Krankenschwestern, die würden keinen anderen Job mehr kriegen."*

3.6.2.5 Frustration

Nach Einschätzung der Befragten führen die im Arbeitsumfeld erlebten Frustrationen zu Gewalt. Zur Frustration führen die Nichtanerkennung des Berufs in der Gesellschaft, die schlechte Bezahlung, die Unzufriedenheit mit der eigenen Arbeit sowie das Burn-out. Als besonders frustrierend wird geschildert, daß es häufig an Verständnis und Unterstützung durch die Vorgesetzten mangelt: *„Du bist ständig irgendwie im Streß, stehst praktisch acht Stunden unter Dampf, und du hast keine Möglichkeit, (...) sondern ganz im Gegenteil, du bekommst noch von oben einen drauf, von der Stationsleitung wird dann noch bei Kleinigkeiten Druck ausgeübt."*

3.6.2.6 Schlechtes Team

Als gewaltfördernd wird angesehen, wenn innerhalb des Teams keine offene Aussprache möglich ist. Zudem kann ein Team eine Eigendynamik entwickeln, die dann zur Gewaltanwendung führt.

3.6.2.7 Hilflosigkeit

Die Befragten weisen darauf hin, daß die am Patienten erlebte Hilflosigkeit die Gewaltanwendung ihm gegenüber unterstützt: *„Ich denke mir, daß das auch eine Menge ausmacht, die Hilflosigkeit der Leute praktisch viel dazu beiträgt, daß man da auch Gewalt ausübt. Das kennt ja jeder von der Schule her, (...) die, die gehänselt wurden, waren immer die, die sich nicht wehren konnten."* Und: *„Komisch, mir fallen die meisten Beispiele für Gewalt im gerontopsychiatrischen Bereich ein."*

3.6.3 Gewaltmindernde Bedingungen

Zusätzlich benennen die Pflegekräfte auch Bedingungen, die dazu angetan sein können, Gewaltausübung gegenüber den Patienten zu mindern, nämlich Bedingungen der Persönlichkeit, der Qualifikation und des Teams.

Die Übersicht der erhaltenen Kategorien zu gewaltmindernden Bedingungen zeigt die Faktoren:

- Persönlichkeit,
- Qualifikation,
- Team.

Persönlichkeit. Nach Ansicht der Befragten ist eine Persönlichkeit, die in sich gefestigt ist aufgrund ihrer Erziehung, Lebenserfahrung und eigenen Schulung auch ausreichend reflektiert, um gewaltauslösende Situationen frühzeitig zu erkennen und so zu vermeiden.
Qualifikation. Nach Ansicht der Befragten kann eine ausreichende Qualifikation dazu beitragen, Gewalt zu vermindern. Angemessenes Fachwissen, insbesondere eine differenzierte Sicht der Krankheitsbilder, dient vor allem dazu, Unsicherheit auszuschalten, die als ein stark gewaltauslösender Faktor betrachtet wird.
Team. Die Unterstützung des Teams und die Möglichkeit zur Aussprache innerhalb des Teams können den Einzelnen entlasten: *„ Das muß doch gehen, daß jemand sagt, wenn er nicht mehr kann, und dann mal ne Weile nur Büroarbeiten macht und aufräumt und Schränke auswischt. (...) Das heißt aber auch, daß man das auch sagen kann, daß man überlastet ist, und daß die anderen das dann auch akzeptieren können und nicht sagen, die taugt nichts als Pflegekraft."*
Zudem übt das Team auch eine Kontrollfunktion aus.

3.6.4 Zusätzliche Ergebnisse

Über die eigentliche Fragestellung hinaus gehen die Interviewten auf zwei weitere, ihnen in dem Zusammenhang offensichtlich bedeutsam erscheinende Themen ein. Dies ist zum einen das Problem der Gewaltanwendung, die im Zuge eines gesellschaftlichen oder therapeutischen Auftrags ausgeübt wird, und zum anderen das Problem der Tabuisierung von Gewalt.
Gewaltanwendung als gesellschaftlicher oder therapeutischer Auftrag. Die Pflegekräfte äußern ausdrücklich, daß sie sich häufig verpflichtet fühlen, Druck auszuüben, den sie selbst als Gewalt empfinden, um damit den Gesundungsprozeß des Patienten und seine Wiedereingliederung in die Gesellschaft zu unterstützen: *„Gewalt ist auch, jemanden zwangsweise zu ernähren."* Und: *„Wenn wir jemanden überreden, zu einer therapeutischen Sitzung zu gehen, dann ist das auch Gewalt, aber es ist einfach wichtig für den."*
Dabei sind sich die Pflegekräfte bewußt, daß dieser therapeutische Auftrag auch als Ausrede für Gewaltanwendung dienen kann.
Tabuisierung von Gewalt. Eine der interviewten Pflegekräfte geht auch auf das Thema der Tabuisierung ein: *„Hier im Haus habe ich immer so den Eindruck, daß es gang und gäbe ist, daß solche Dinge gedeckt werden... Wir haben das damals zur Anzeige gebracht gegenüber der Pflegedienstleitung und beim Trägervertreter (...) da kam dann eine ganz platte Begründung (...) daß heißt, daß von ganz oben die Sachen schon kaschiert (...) wurden. ... Die Gewalt wurde nicht nur getragen, die wurde toleriert und im Prinzip*

sogar verordnet, weil nur auf Grund von eben diesen Dingen die Station läuft im Prinzip."

3.7 Diskussion

Zunächst sollen die Resultate der Untersuchung mit den Ergebnissen der Literaturstudie in Beziehung gesetzt und diskutiert werden. Eine Darstellung der noch offenen Forschungsfragen, soweit sie nicht bereits erwähnt sind, sowie der bei einer erneuten Forschungsarbeit zu berücksichtigenden Änderungen sollen sich anschließen.

Bei der Gegenüberstellung der Literaturstudie und der Untersuchungsergebnisse zur Frage der Definition von Gewalt zeigt sich, daß die interviewten Pflegekräfte den Begriff „Gewalt" viel feiner und sensibler definierten, als dies in der Literaturstudie der Fall war. Für die Interviewten setzt Gewalt nicht erst bei der Ausübung, sondern bereits beim Unterlassen einer Handlung ein.

Des weiteren wird der Begriff „Gewalt" präzisiert, indem er in mehrere Facetten aufgeteilt wird, nämlich in die Einschränkung der Persönlichkeit, in die Einschränkung des Bewegungsfreiraums, in die Auferlegung von Regeln und Ordnungen sowie in die Ausübung von Macht.

Überraschend deutlich zeigt sich die außerordentliche Sensibilität von Pflegekräften in ihrem Gewaltbegriff, der Gewalt beispielsweise bereits im Nichtwahrnehmen des Gegenübers sieht. Ganz deutlich wird auch die eigene, durch die Rolle verliehene Macht erkannt, was sich beispielsweise in Äußerungen zur „Schlüsselgewalt" zeigt.

Unter den Bedingungen, die die Entstehung von Gewalt fördern, werden sowohl in der Literaturstudie als auch in der Untersuchung Bedingungen genannt, die sich auf die Struktur zurückführen lassen. Dazu gehören beispielsweise die Unterbringung auf geschlossenen Stationen und das starke Reglement durch Regelwerke und Hausordnungen. Darüber hinaus verweisen die Pflegekräfte auf Gewalt, die sie selber fördern, indem sie einen Sanktionenkatalog erstellen, der bei Verstößen des Patienten gegen die Stationsordnung und/oder den Therapieplan zum Tragen kommt. Zudem wirkt die hierarchische Struktur gewaltfördernd, wenn Pflegende keinen Einfluß auf Entscheidungen haben, die ihren Arbeitsbereich betreffen, oder wenn bemängelte Zustände bei den Vorgesetzten kein Gehör finden. Kritisiert wird auch die starke Vermischung von Patientengruppen sowie die unzureichende Supervision. Weiterhin betrachten sich die Pflegekräfte als Erfüllungsgehilfen anderer Berufsgruppen, insbesondere der Ärzteschaft. Während in der Literatur dieser Punkt auch erwähnt wird, wobei allerdings von einem Rollenkonflikt gesprochen wird, der gewaltauslösend dadurch wirkt, daß Pflegekräfte gezwungen werden, gegen eigene Überzeugungen zu han-

Diskussion

deln, wird in der Untersuchung ein solcher Konflikt nicht deutlich. Zwar werden ärztliche Anordnungen nicht immer als sinnvoll erachtet, aber doch in der Regel ausgeführt, ohne daß dabei ein Konflikt entstünde.

Herauszuheben ist, daß die gesetzlich legitimierte Gewalt in einem Punkt von den Pflegekräften kritisiert wird, nämlich dann, wenn es sich um Fixierung bei Fallgefährdung handelt. Hier betrachten die Pflegekräfte offensichtlich die Erhaltung der Bewegungsfreiheit als höheres Gut als das Ausschließen einer möglichen Verletzungsgefahr.

Zu beachten ist auch die Schilderung, welche Auswirkungen unzureichende Transparenz und mangelnde Unterstützung von Seiten der Vorgesetzten auf die Pflegekräfte und in der Folge auf die Patienten haben.

Weiterhin bringen die Äußerungen der Interviewten hinsichtlich der Problematik der Vermischung verschiedener Patientengruppen, insbesondere verschiedener Krankheitsbilder, neue Aspekte in die momentan innerhalb der psychiatrischen Fachwelt laufende Diskussion, eben diese starke Vermischung unterschiedlicher Krankheitsbilder aus therapeutischen Gründen einzuführen. Nach Ansicht der Befragten ist therapeutische Planung innerhalb eines Stationskonzepts unter diesen Bedingungen kaum möglich, zudem beschreiben sie eine Erhöhung des Gewaltpotentials bei Patienten und Pflegekräften als Folge.

Als eine weitere, sehr wesentliche gewaltfördernde Bedingung wird in der Untersuchung die Persönlichkeit der Pflegekraft genannt. Diese Bedingung wird in der Fachliteratur in keiner Weise erwähnt. Dies ist um so bedeutsamer, als die Befragten die Persönlichkeit des Pflegenden im Vergleich zur Qualifikation ganz eindeutig als stärkeren Faktor einschätzen, indem sie sagen, daß qualifizierende Maßnahmen erst zum Tragen kommen, wenn persönliche Defizite aufgearbeitet sind. Hier haben die Befragten zweifellos einen Punkt erkannt, der stärkerer Berücksichtigung und weiterer Forschung bedarf. Die Entdeckung der persönlichen Voraussetzungen als Faktor, der die Qualität einer Pflegekraft und ihre Bereitschaft zur Gewaltausübung beeinflußt, hat weitreichende Auswirkungen, z. B. im Hinblick auf Vorstellungsgespräche und die Auswahl von Schülern und Mitarbeitern, aber auch hinsichtlich der Planung der schulischen Ausbildung und innerbetrieblicher Fortbildungen.

Die gewaltfördernde Bedingung der Überforderung und Überlastung wird sowohl in der Fachliteratur als auch von den Interviewpartnern erwähnt. Sowohl in der Literatur als auch unter den Pflegekräften gelten hier der Anforderungsdruck und die Angst vor Patienten als gewaltauslösend.

Das in der Literatur geschilderte Erleben eigener Ohnmacht und Hilflosigkeit wird von den Pflegekräften nicht so erlebt, wohl dagegen Bedingungen wie knappes Personal, Zeitdruck und fehlender Freizeitausgleich sowie die Nichtplanbarkeit der Freizeit.

Sowohl in der Literatur als auch unter den Pflegekräften wird unzureichende Qualifikation als gewaltfördernd angesehen, wenn dadurch das Verhalten des Patienten nicht auf dessen krankheitsbedingte Uneinsichtigkeit zurückgeführt werden kann. Darüber hinaus beschreiben die Pflegekräfte auch Berufserfahrung als wesentlichen Bestandteil der Qualifikation. Sie betonen aber auch, daß im Rahmen der Ausbildung auch Fehlverhalten vorgelebt und auf diese Weise „gelehrt" wird.

Wie auch in der Literatur dargestellt, beschreiben die Interviewten, daß es gerade die schlecht ausgebildeten Kräfte sind, die die geringsten Aussichten auf einen anderen Arbeitsplatz haben und häufig am längsten im System verbleiben. Dies hat zur Folge, daß Mitarbeiter in verstärktem Maß zur Weiterqualifikation motiviert werden müssen und auf die Auswahl der Pflegekräfte, die mit Praxisanleitungen betraut werden, besondere Sorgfalt gerichtet werden muß.

Während Frustration als gewaltfördernde Bedingung in der Literatur nicht explizit erwähnt wird, erleben Pflegekräfte erhebliche Frustration, vor allem durch mangelndes Verständnis und fehlende Unterstützung von Stationsleitungen und anderen Vorgesetzten. Hier wird deutlich, welch bedeutsamen Einfluß die mittlere Führungsebene, d. h. Stations- und Abteilungsleitungen, im Krankenhaus ausübt. Es wäre interessant, diese mittlere Führungsebene in einer eigenen Untersuchung bezüglich der von ihr ausgeübten Einflüsse darzustellen. Im Sinne der Gewaltverminderung ergibt sich aus den Äußerungen der Interviewpartner, daß es auf jeden Fall sinnvoll ist, gerade für die mittlere Führungsebene vermehrt Fortbildungen im Bereich der Mitarbeiterführung anzusetzen.

Sowohl in der Literatur als auch in den Interviews werden ein schlechtes Stationsklima bzw. mangelnde Aussprachemöglichkeit als durch das Team entstehende gewaltfördernde Bedingung erwähnt. Besorgniserweckend ist der in einem Interview geschilderte Fall, in dem ein Team eine Eigendynamik entwickelte, die in der Folge zur Anwendung massiver physischer und psychischer Gewalt führte. Gerade solche Fälle gemeinsam ausgeübter Gewalt sind vermutlich am schwierigsten zu erkennen, solange nicht einer der Beteiligten sich dem Gruppendruck entzieht und die Gewaltdelikte meldet.

Solchen Situationen kann nur die Persönlichkeit des Einzelnen Gegenwehr leisten. Allerdings haben auch Vorgesetzte die Pflicht, Teamkonstellationen hinsichtlich der Zusammensetzung und möglicher Entwicklungen im Auge zu behalten und als Ansprechpartner für Mitarbeiter zur Verfügung zu stehen.

Die Hilflosigkeit der Patienten unterstützt die Bereitschaft, ihnen gegenüber Gewalt auszuüben. Dieses Faktum wird von Literatur wie auch von den befragten Pflegekräften bestätigt. Daneben sind es auch die eigene Hilflosigkeit, Unsicherheit und Angst, die nach Erkenntnissen aus der Literatur und den Pflegekräften zufolge zur Gewaltausübung führen können. Während gegen die eigene Hilflosigkeit eine entsprechende Qualifikation wirksame Unterstützung bieten kann, löst die Hilflosigkeit der Patienten bei verschiedenen Persönlichkeiten unterschiedliche Reaktionen aus. Während es Mitarbeiter gibt, die gegenüber hilflosen Patienten zur Gewaltausübung neigen, gibt es andere Mitarbeiter, die die Arbeit mit den Hilflosesten ausdrücklich wünschen und diese Arbeit auch gut verrichten. Zur Erkennung der hier wirksam werdenden Mechanismen bedarf es weiterer Untersuchungen, die beispielsweise die Helferproblematik einbeziehen sollten.

Ungefragt benennen die Interviewten auch Bedingungen, die ihnen zur Gewaltverminderung geeignet scheinen; diese Bedingungen decken sich weitgehend mit den in der Literatur genannten Lösungsansätzen.

Zusätzlich thematisieren die Interviewten die Art der Gewalt, die sie im Rahmen ihres gesellschaftlich-therapeutischen Auftrags ausüben und berücksichtigen dabei die Möglichkeit, diesen Auftrag quasi als Entschuldigung für die angewendete Gewalt zu mißbrauchen. Dieser Aspekt wird in der Literatur nicht entsprechend berücksichtigt.

Den Äußerungen der Befragten ist zu entnehmen, daß diese Diskrepanz zwischen der Notwendigkeit, therapeutische Ziele zu verfolgen und der Notwendigkeit, zum Erreichen dieser Ziele Druck auszuüben bzw. sogar Sanktionen zu verhängen, bei den Pflegekräften einen inneren Konflikt auslöst. Offenbar stehen Pflegekräfte an dieser Stelle in einem ausgeprägten Rollenkonflikt. Während beispielsweise der Arzt hier klar den Richtlinien seines therapeutischen Auftrags folgen kann und muß, verstehen sich Pflegekräfte eben nicht nur als Wegbereiter für den gesellschaftlich-therapeutischen Auftrag, sondern auch als Fürsprecher für den Patienten. In der konkreten Situation sind Pflegekräfte dann gezwungen, sich für eine der beiden Rollen zu entscheiden, was zu einem inneren Konflikt führt.

Einer der Interviewpartner erläutert die Folgen der Tabuisierung aufgedeckter und angezeigter Gewaltdelikte. Tabuisierung fördert indirekt Gewalt, wenn diejenigen, die sich ihr nicht unterwerfen, mit negativen Konsequenzen rechnen müssen. Die Tabuisierung der von Pflegekräften ausgeübten Gewalt muß in ihren Ursachen und Konsequenzen weiter erforscht werden. Dies ist der einzige Weg, um eine Tabuisierung zu beenden und die von ihr ausgehende Förderung der Gewalt auszuschließen.

Eine andere Form der Tabuisierung wird in der Literatur angesprochen; hier wird geschildert, wie aggressive Anteile verdrängt und tabuisiert werden müssen, da ihr Vorhandensein nicht zur Grundhaltung der von Barmherzigkeit und Nächstenliebe geprägten Krankenpflege passen. Eine solche Verdrängung kann bei den Interviewpartnern die sich durch ihr Einverständnis zum Interview allerdings bereits als für eine Auseinandersetzung mit dem Thema Gewalt offen gezeigt haben nicht beobachtet werden. Tabuisierung in der Form, wie sie in der Literatur beschrieben wird, wurde von den Interviewpartnern auch nicht erwähnt. Dies könnte daran liegen, daß sich das in der Literatur geschilderte, von Barmherzigkeit und Nächstenliebe geprägte Berufsbild mit dem tatsächlichen Berufsbild der Pflegekräfte nicht deckt. Auch die in der Literatur erwähnte Möglichkeit, daß das religiöse Fundament, das früher durch die Einbindung in den Pflegeorden gebildet wurde, den Umgang mit aggressiven Emotionen erleichterte, ist zu hinterfragen. Zur Bestätigung dieser Möglichkeit wäre es nötig zu erforschen, ob es früher, als das religiöse Fundament noch eher zum Tragen kam, weniger Gewalt gegenüber Patienten gab als heute.

3.7.1 Empfehlung

Zusammenfassend erscheint es wesentlich, darauf hinzuweisen, daß die hier befragten Pflegekräfte eine positive Auswahl in der Hinsicht darstellen, daß sie sich durch ihre Bereitschaft zum Interview bereits als offen für die Auseinandersetzung mit dem Thema der durch Pflegekräfte ausgeübten Gewalt zeigen. Dies wird auch in der außerordentlichen Sensibilität deutlich, die in dem von ihnen geschilderten Gewaltbegriff zum Ausdruck kommt.

Ein entscheidendes Ergebnis dieser Untersuchung ist, daß die Persönlichkeit in noch stärkerem Maße als die Qualifikation Merkmal einer im idealen Sinne „guten" Pflegekraft ist. Dabei beschränkt sich der Faktor der Persönlichkeit sicherlich nicht nur auf die Gewaltbereitschaft, sondern erstreckt sich auch auf andere pflegerische Bereiche. Diese Erkenntnis sollte berufliches Wirken ebenso beeinflussen wie die Erkenntnisse bezüglich der Reaktionen, die bei Pflegekräften ausgelöst werden, wenn es an Transparenz und Unterstützung durch die Vorgesetzten mangelt.

Verschiedene Fragen bleiben offen und bedürfen weiterer Forschung. Von besonderem Interesse wäre dabei, jetzt auch die Sichtweise der Patienten über die an ihnen ausgeübte Gewalt kennenzulernen.

Während der Arbeit entstand ferner der Eindruck, daß je nach Fachbereich verschiedene gewaltfördernde Bedingungen in unterschiedlichem Ausmaß zum Tragen kommen. So ist beispielsweise der Faktor der Vermischung der Krankheitsbilder im Akutaufnahmebereich besonders stark ausgeprägt, während auf einer gerontopsychiatrischen Station und im Langzeitbereich die Hilflosigkeit der Patienten einen starken Einfluß ausübt. In einer weiteren Untersuchung sollten fachspezifisch die in den einzelnen Fachbereichen geltenden Bedingungen genauer beleuchtet werden. Eine Erweiterung der Untersuchungen zu diesem Kapitel war jedoch in Anbetracht der zur Verfügung stehenden Zeit nicht möglich.

3.8 Literatur

Bisler, W.: Vorlesung PDL 3, 2./3. Trimester 1992. Katholische Fachhochschule Norddeutschland, Osnabrück, 1992

Borker, S. et al.: Gewalt und Aggression in pflegerischen Situationen. Unveröff. Forschungsbericht, Fachhochschule Osnabrück, 1994/1995

Burnard, Ph.: A method of analysing interview transcripts in qualitative research. Nurse Education Today 11:461–466, 1991

Chappuis, Ch.: Wir müssen lernen, Geduld zu haben. Krankenpflege 4:23–27, 1984

Deveraux, G.: Angst und Methode in den Verhaltenswissenschaften. Hanser-Verlag, München, 1973

Dollard, J. et al.: Frustration and aggression. Yale University Press, New-Haven, 1939

Drever, J., Fröhlich, W.D.: dtv-Wörterbuch zur Psychologie, 9., durchgesehene und erweiterte Auflage. dtv-Verlag, München, 1975 Eco, U.: Wie man eine wissenschaftliche Arbeit schreibt. UTB, Heidelberg, 1989

Freud, S.: Das Unbehagen in der Kultur. Gesammelte Werke Band XIV, 3. Auflage. Fischer Verlag, Frankfurt, 1963, S. 419–506

Glaser, B. G., Strauss, A. L.: The Discovery of Granded Theory: Strategies for Qualitatives Research, Chicago, 1967

Grypdonck, M.: Writing a Literature Review. Module Literatur Studie, Master of Science Degree Course, Hogeschool Midden Nederland, 1992

Hanke, D.: Aggressives Verhalten von psychisch Kranken Entstehung und Abbau von Aggressionen auf einer psychiatrischen Aufnahmestation. Deutsche Krankenpflegezeitschrift 1:14–21, 1982

Heckhausen, H.: Motivation und Handeln Lehrbuch der Motivationspsychologie. Springer-Verlag, Berlin, 1980

Heinze, Th.: Qualitative Sozialforschung. Erfahrungen, Probleme und Perspektiven. 3., überarbeitete und erweiterte Auflage. Westdeutscher Verlag, Opladen, 1995

Kaiser, H.: Zwischen Liebe und Aggression. Zur Ethik pflegerischen Handelns. Pflege 6:96–101, 1992

Knoll, M.: Über den Ursprung der Gewalt in der Psychiatrie ein Beitrag zur doublebind-Wut. Psychiatrie Praxis 12:116–123, 1982

Lamnek, S.: Qualitative Sozialforschung. Band 1 Methodologie; Band 2 Methoden und Techniken. 2., überarbeitete Auflage. Beltz, Psychologie-Verl.-Union, Weinheim, 1993

Leichtenberger, R.: Macht Ohnmacht Gewalt. Deutsche Krankenpflegezeitschrift 8:525–527, 1992

Lorenz, K.: Das sogenannte Böse. Zur Naturgeschichte der Aggression. Borotha-Schoeler, Wien, 1963

Mayring, Ph.: Einführung in die qualitative Sozialforschung. Eine Anleitung zu qualitativem Denken. 2. Auflage. Psychologie-Verlags-Union, Weinheim 1993

Meyers Enzyklöpädisches Lexikon. Lexikon-Verlag, Mannheim, 1974

Nagel, C.: Gestaltung eines gewaltarmen Milieus im psychiatrischen Pflegealltag. Wunschdenken oder Möglichkeit. Unveröff. Abschlußarbeit, Kaiserswerther Seminare, ohne Jahresangabe

Polit, D., Hungler, B.: Essentials of Nursing Research: Methods, appraisal and utilisation. 2. Edition. J.B. Lippincott Company, Philadelphia,1989

Royal Marsden Hospital: Stationsbuch Klinische Krankenpflege. 20. Folge: Umgang mit gewalttätigen Patienten. Die Schwester/Der Pfleger 29/1:28–35, 1990

Schmidbauer, W.: „Ich wollte doch nur helfen...". Psychologie heute 8:50–53, 1991

Schütze, F.: Die Technik des narrativen Interviews in Interaktionsfeldstudien, dargestellt an einem Projekt zur Erforschung von kommunalen Machtstrukturen. Arbeitsberichte und Forschungsmaterialien Nr. 1. Universität Bielefeld, Fakultät für Soziologie, 1977

Pflege-forschung

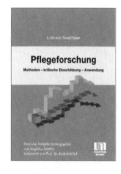

LoBiondo-Wood/Haber
Pflegeforschung
1996. 706 Seiten, 40 s/w-Abb., 55 Tabellen
Format 17.0 cm x 24.0 cm
Gebunden
ISBN 3-86126-527-3

Deutsche Übersetzung der dritten Auflage von „Nursing Research" (Mosby, 1994).
Herausgeberin der deutschen Ausgabe: Angelika Zegelin, Dortmund.
Mit einem Geleitwort von Prof. Dr. Ruth Schröck.

Mit diesem Werk liegt zum ersten Mal ein umfassendes Lehrbuch zur Pflegeforschung in deutscher Sprache vor. Die Autorinnen beschreiben die Pflegeforschung als integralen und notwendigen Bestandteil aller Stufen der Pflegebildung und -praxis. Die große Bedeutung der Forschung für die Pflegepraxis wird in diesem Grundlagenwerk eingehend erläutert, wobei der Forschungsprozeß detailliert und verständlich in all seinen Einzelschritten dargestellt wird. Der Leser wird so befähigt, Forschungsergebnisse kritisch zu lesen, auszuwerten und schließlich erfolgreich anzuwenden. Neben der umfassenden Darstellung der quantitativen Pflegeforschung, geht das Buch auch ausführlich auf die qualitative Pflegeforschung ein, deren Ansätze und Methoden eine kritische Würdigung erfahren. Eine klare Gliederung, ein leserfreundliches Layout und zahlreiche anschauliche Beispiele machen dieses Werk zu einem praxisnahen Lehrbuch. Das Buch wendet sich an alle Pflegepraktiker, an Studenten der Pflegestudiengänge, an Weiterbildungsteilnehmer wie auch an Lehr- und Leitungskräfte in der Pflege.

Ullstein Mosby
Mainzer Straße 75
65189 Wiesbaden
Tel. (06 11) 97 46-0
Fax (06 11) 97 46-430

Ich bin doch nicht aus Holz

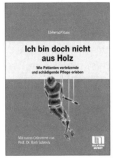

Elsbernd/Glane
Ich bin doch nicht aus Holz
Wie Patienten verletzende und
schädigende Pflege erleben
1996. 205 Seiten, 5 Abb.
Format 17.0 cm x 24.0 cm
Broschur
Reihe Pflegeforschung
ISBN 3-86126-563-X

Mit einem Geleitwort von Prof. Dr. Ruth Schröck

Die Autoren beschreiben einfühlsam die Erlebniswelt von Patienten, und zeigen auf, wie diese die durchaus alltäglichen Handlungen von Pflegenden erleben und empfinden. Die Patienten wurden dazu nach Situationen befragt, in denen sie sich nicht akzeptiert, nicht ernstgenommen, machtlos oder auch vernachlässigt fühlten.

Die Fähigkeit und Bereitschaft, sich auf die Gedanken und Gefühle von Patienten einzulassen, ist eine notwendige Voraussetzung, um Patienten als Individuen zu verstehen und zu begreifen. Diese Studie bietet daher allen Pflegenden die Möglichkeit, ihre tägliche Arbeit zu reflektieren und über bessere Wege zu einer patientenorientierten Pflege nachzudenken.

Mit diesem Werk wird der Pflegeforschung ein noch relativ neues Feld qualitativer Forschung eröffnet. Die Grundlage bildet eine umfangreiche Literaturanalyse, die Einblicke in unterschiedliche Wissensgebiete der Kommunikation, Organisation und Pflege gibt. Der Forschungsprozeß wurde in seinen wesentlichen Schritten dargestellt, um die Ergebnisse verstehen und nachvollziehen zu können.

Ullstein Mosby
Mainzer Straße 75
65189 Wiesbaden
Tel. (06 11) 97 46-0
Fax (06 11) 97 46-430